MON CAHIER GLOW

— MARIE TUFFERY (SLEEPINGBEAUTY) —

ILLUSTRATIONS
COUVERTURE : ISABELLE MAROGER
INTÉRIEUR : MADEMOISELLE ÈVE

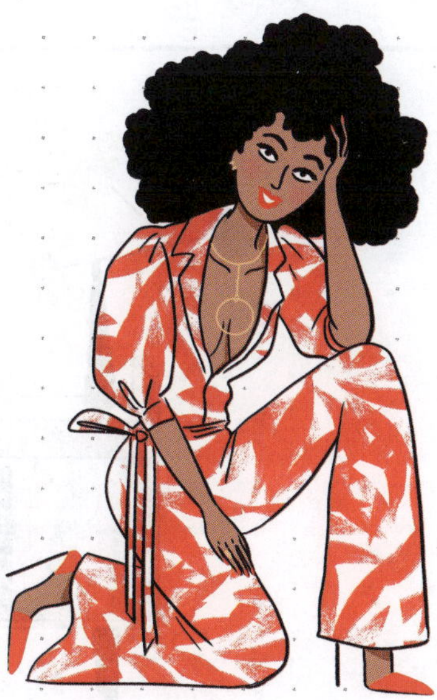

SOLAR EDITIONS

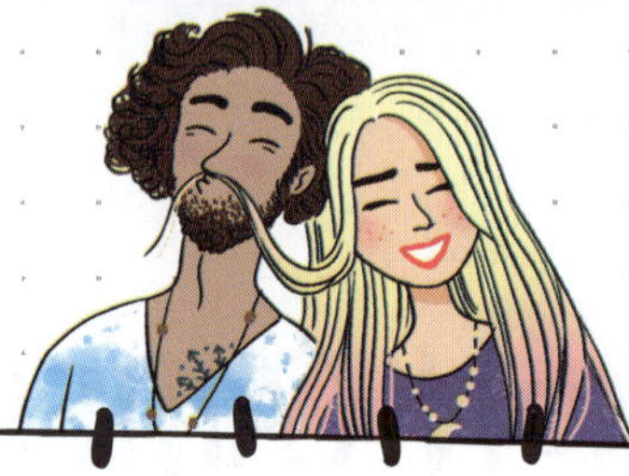

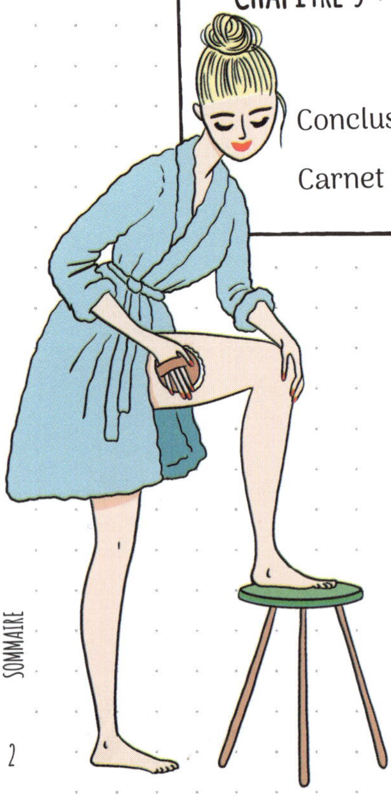

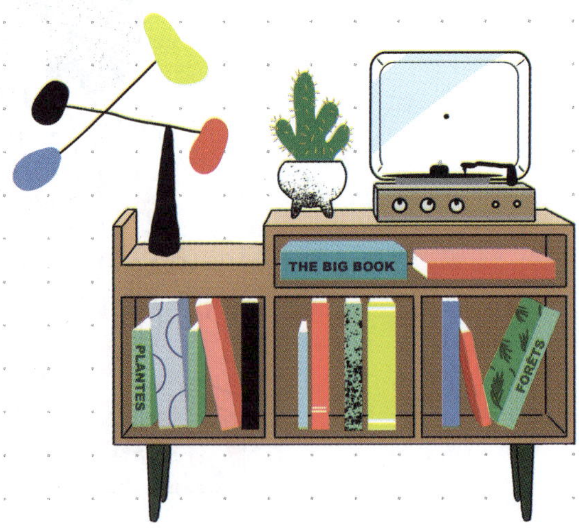

THE BIG BOOK
PLANTES
FORÊTS

INTRODUCTION

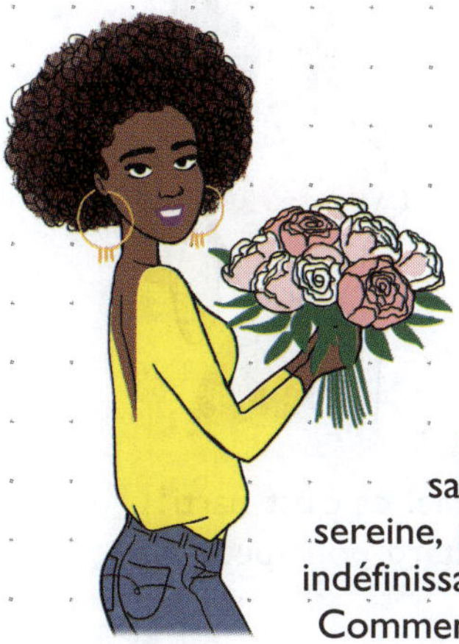

Fermez les yeux et essayez d'imaginer la fille glowy. Fraîche, pétillante, lumineuse… Son aura séduit tous ceux qu'elle rencontre, et son sourire réchauffe les cœurs. Elle est positive et bienveillante, si bien que l'on est certaine que, sous ses cheveux brillants et son teint rayonnant, se cache un esprit aussi sain que le corps qu'elle assume, respecte et chérit. Elle est à la fois sereine, paisible et pleine de vie. Elle a ce «je ne sais quoi» qui paraît aussi indéfinissable qu'inatteignable. Elle semble sortir tout droit d'un conte de fées. Comment peut-elle être si… glowy?

Pourtant, cette fille, c'est vous, votre mère, votre sœur, votre meilleure amie. Le glow sommeille en chacune de nous et nous pouvons toutes devenir cette fille solaire; encore faut-il y croire, le vouloir et y travailler un peu! Si cette fille glowy ne s'accordait pas le temps de prendre soin d'elle, de sa santé mentale et physique, si elle n'entretenait pas chaque jour le glow dans son corps et son esprit, serait-elle aussi éblouissante? Certainement pas… Vous avez beau naître avec des cheveux brillants, une peau éclatante ou encore une nature plutôt positive, le glow se cultive et se développe.

À travers ce cahier, vous allez découvrir comment (r)éveiller le glow qui sommeille en vous. Au fil des chapitres, vous obtiendrez les clefs pour devenir la personne glowy que vous méritez d'être, et pour mener la vie positive, épanouissante et étincelante à laquelle vous avez le droit d'aspirer.

Hello, little Miss Sunshine!

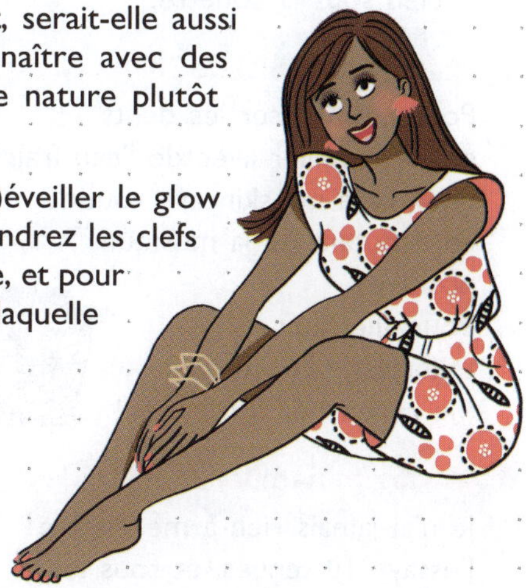

TEST :

ÊTES-VOUS UNE GLOWY GIRL ?

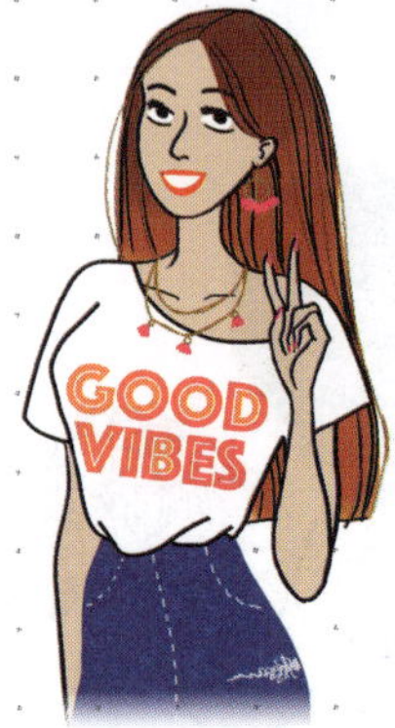

Vous sous-estimez peut-être le glow qui sommeille en vous… Découvrons ensemble à quel point vous êtes déjà étincelante !

1. Le réveil sonne, c'est l'heure de se lever…

- ○ Je souris : je vais tout faire pour vivre la meilleure journée possible !
- △ Je me lève du mauvais pied : je préférerais ne pas bouger de mon lit !
- □ Je snooze : encore 10 minutes, j'étais si bien sous la couette…

2. Je file à la salle de bains…

- □ Pour me brosser les dents et me réveiller avec de l'eau fraîche.
- ○ Pour faire ma skincare routine en écoutant de la musique positive !
- △ Pour aller aux toilettes… Et vite filer me recoucher 5 minutes !

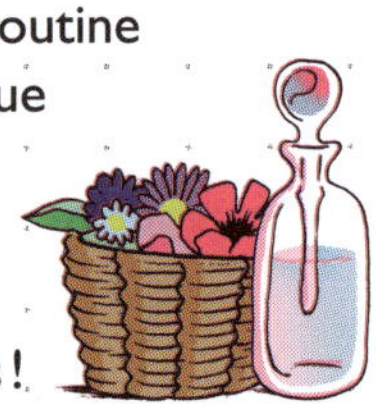

3. Je vais m'habiller…

- △ Je n'ai jamais rien à me mettre ! J'essaye 10 tenues, et tous les vêtements se retrouvent en boule sur le lit !
- ○ Facile, j'ai préparé ma tenue la veille !
- □ Pfff, je porte toujours la même chose !

4. J'arrive dans la cuisine…

- ○ Je me prépare un petit déjeuner sain, savoureux et équilibré.

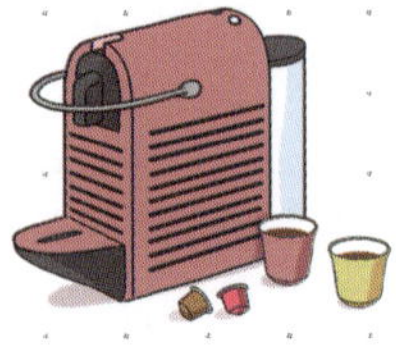

- □ Un café, une tartine, et c'est parti !
- △ Je suis trop en retard pour petit-déjeuner !

5. Je vais au travail…

- ○ Et ça me réjouit ! Je suis sur un projet très intéressant !
- △ À reculons, j'aimerais bien faire autre chose…
- □ Ce n'est pas le job de mes rêves, mais j'y trouve des avantages, ça me convient pour l'instant.

6. Vient le moment de ma séance de sport…

- □ J'ai un peu la flemme… Mais je sais que je serais heureuse après !
- △ Séance de quoi ??
- ○ J'avais hâte de pouvoir me dépenser et me challenger !

7. Je rentre tranquillement chez moi…

- ○ Je range mon espace de vie pour me reposer tranquillement ce soir !
- □ Je suis bien fatiguée, mais c'était quand même une belle journée !
- △ Je suis à bout ! Hâte de me distraire devant une série !

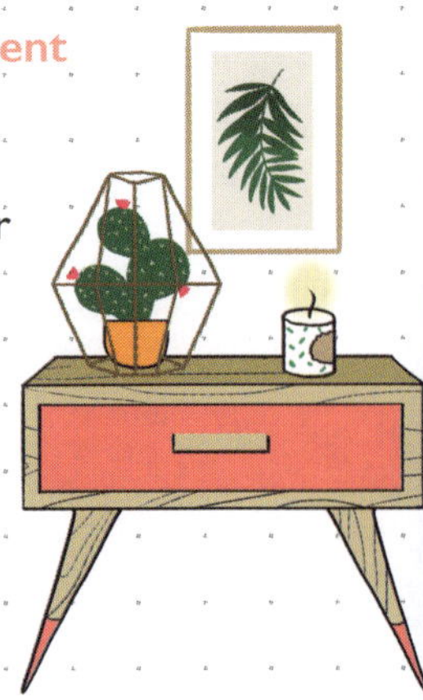

8. Je discute avec mes amis en dînant…

- ⊗ Ils me reboostent toujours avec leur énergie positive communicative !
- △ Ils critiquent beaucoup (les gens, la vie…), ça me plombe un peu…
- □ Ils répondent une fois sur deux…

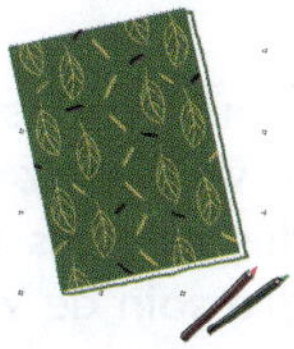

9. Avant d'aller me coucher, j'ai l'habitude de…

- □ Me démaquiller et snacker devant des vidéos.
- ⊗ Faire ma to-do list, ma skincare routine et regarder un petit film.
- △ Binge-watcher une série jusqu'à m'endormir devant !

10. J'ai l'habitude de dormir…

- △ À l'heure où le soleil se lève ! Est-ce que ça fait de moi une morning personne si je suis éveillée à 5 heures ?
- ○ Tôt ! Le sommeil est super important pour moi !
- ☒ Assez tard… Je scrolle sur les réseaux sociaux dans mon lit.

FAITES LES COMPTES !

○	□	△
5	2	5

Vous avez une majorité de ○ : *Vous êtes un vrai rayon de soleil !*

Vous faites du bien à votre corps, votre esprit et votre cœur. Vous faites attention à donner à votre organisme les nutriments et l'énergie dont il a besoin pour être en bonne santé, vous nourrissez votre esprit de pensées positives, vous êtes bienveillante envers les autres, mais également envers vous-même. Vous savez qu'il est nécessaire de prendre du temps rien que pour vous, pour vous relaxer et lâcher prise. Vous rayonnez de l'intérieur, et ça se reflète sur votre physique ! Vous illuminez une pièce lorsque vous y entrez, et vous ressortez en laissant un sourire sur le visage des personnes avec lesquelles vous avez échangé !
Ce cahier vous donnera plein de tips pour booster encore plus votre glow et plein de nouveaux rituels pour l'entretenir.

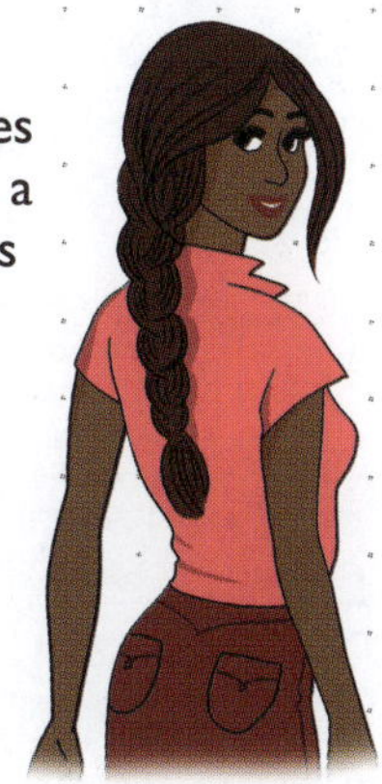

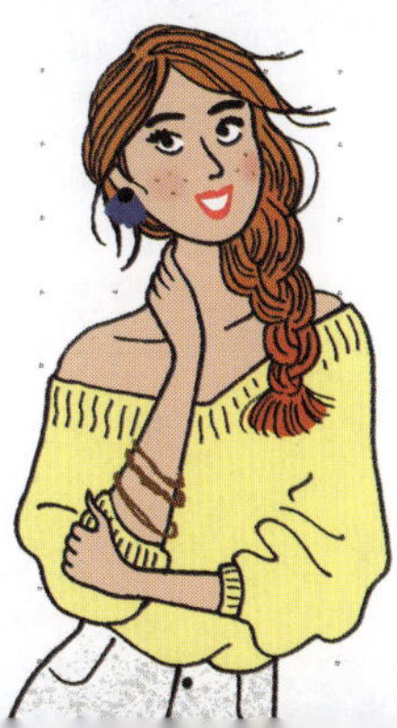

Vous avez une majorité de □ : *Vous êtes sur le chemin du glow !*

Vous êtes déjà radieuse, et sur le bon chemin pour être encore plus étincelante ! Vous avez conscience de l'importance d'une bonne hygiène de vie et de l'esprit, et vous trouverez à travers ce cahier des tips pour éveiller encore plus le glow qui est en vous !

Vous avez une majorité de △ : *Vous allez cultiver votre glow, soyez confiante !*

Vous avez l'envie de cultiver le glow qui est en vous, et c'est déjà un premier pas incroyable ! Ça tombe bien, car vous allez trouver dans ce cahier des pistes de réflexion et des conseils pour être plus indulgente envers vous-même et prendre soin de vous comme vous le méritez !

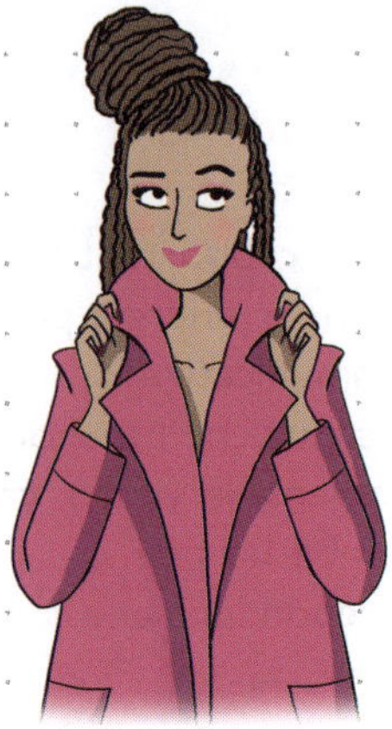

Chapitre 1

À la recherche du glow

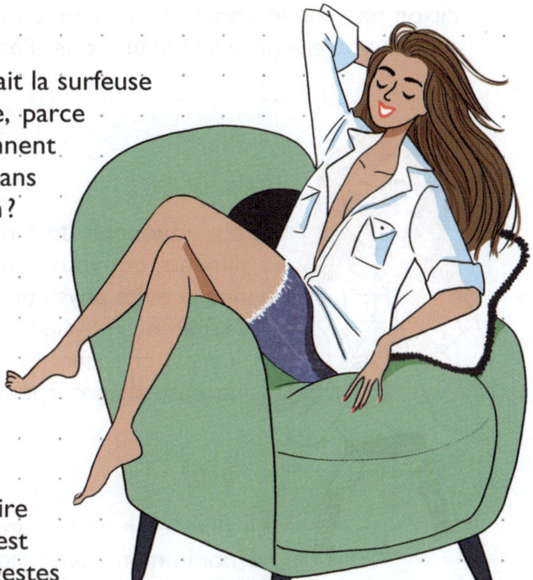

Si l'on devait faire le portrait de la glowy girl, ce serait la surfeuse californienne, naturelle, à la beauté un peu sauvage, parce que le soleil, le vent, la mer, le bien-être lui donnent son éclat… Une fille à l'hygiène de vie saine, bien dans sa peau… Mais comment s'en inspirer au quotidien ?

Qu'est-ce que le glow ?

Le glow, c'est avant tout…

Un état d'esprit

Le glow, c'est l'envie de prendre soin de soi, de faire du bien à son corps, à son cœur et à son esprit. C'est une healthy attitude, qui passe à la fois par des gestes de bien-être et par un état d'esprit bienveillant. Illuminer ses journées est possible avec des habitudes très simples, qui, en s'inscrivant dans une routine saine, contribuent à rendre sa vie plus épanouissante. C'est la volonté de s'aimer, de s'affirmer dans sa différence, et d'être avec soi plutôt que contre soi.

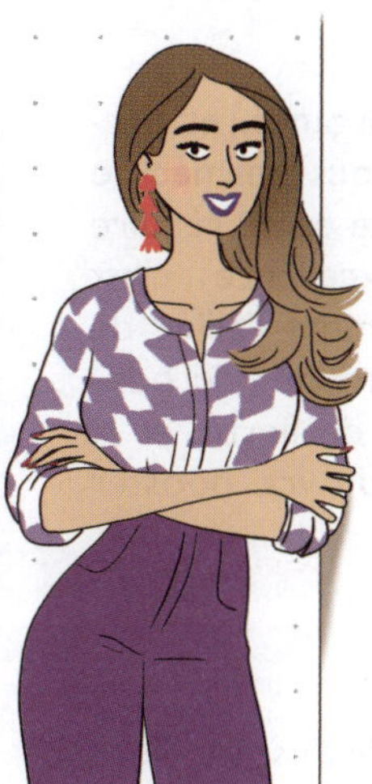

Une attitude

Glow est synonyme d'authenticité, de positivité et de bienveillance. C'est la capacité à être tolérante, indulgente envers soi-même, à savoir lâcher prise dès que l'on en ressent le besoin, et à préserver son énergie. Mais c'est également l'aptitude à croire en ses rêves, et se faire confiance pour oser les transformer en objectifs.

Un corps qui rayonne de l'intérieur

Le glow nous rend belle et lumineuse au naturel. Être glowy, ce n'est pas avoir une peau sans défaut, ni une morphologie qui s'ancre dans les normes sociétales ! Non, c'est jouir d'une peau parfaitement imparfaite, et la traiter avec douceur. C'est bénéficier d'un corps fort, et de l'honorer avec respect et amour. En somme, le physique glowy, c'est une mine radieuse qui témoigne d'un corps choyé, rayonnant de santé et de vitalité !

Comment cultiver le glow dans son corps et son esprit ?

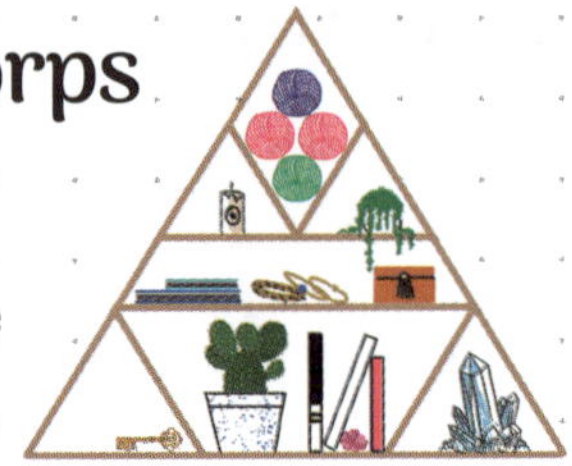

Pour cultiver son glow, il faut d'abord rayonner de l'intérieur. Ne dit-on pas que le corps est le temple de l'esprit ? Afin de prendre soin de votre espace intérieur, vous allez agir sur 3 éléments clefs.

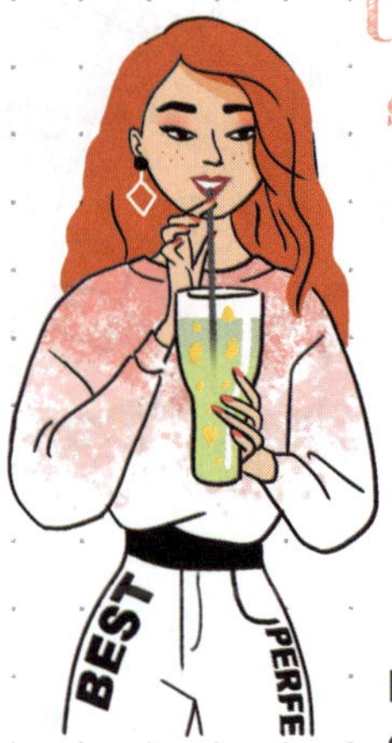

Une bonne alimentation et une hydratation suffisante

Pour rayonner de l'intérieur, la première étape est de consommer des aliments qui vous font du bien. Sauf problème de santé particulier, avec une activité physique régulière, l'alimentation joue entre 70 % et 80 % sur l'apparence physique. En effet, c'est ce que vous mangez qui construit votre corps, chouchoute votre peau et vous donne de l'énergie. C'est donc la base d'un corps fort, d'une beauté éclatante et d'une forme au top !

Une bonne hygiène de vie...

Le deuxième pilier dans votre quête du glow concernera l'hygiène de vie, et notamment deux facettes primordiales : le sommeil et le sport.

... passe par le sommeil

Votre organisme a besoin de repos pour se recharger. C'est d'ailleurs lorsque vous dormez que vos cellules se renouvellent ! Pour que votre corps et votre peau rayonnent, il faut leur accorder un sommeil suffisant et de qualité.

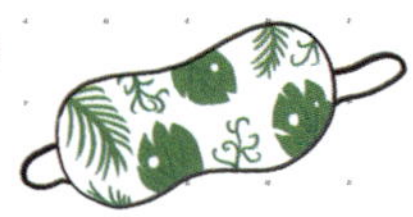

... mais aussi le sport !

Le sport est votre ami ! Il participe à la bonne santé de vos organes, et particulièrement du cœur. Faire régulièrement de l'exercice vous permet de lutter contre certaines maladies en boostant votre immunité et de réduire considérablement le stress négatif (l'émotion anti-glow par excellence) ; c'est l'un des meilleurs exutoires ! L'activité physique est également l'alliée de la bonne humeur. En plus de nous faire sécréter des hormones du bonheur, elle crée en nous un sentiment d'accomplissement, de fierté, et la satisfaction d'avoir participé activement à notre bien-être. Un vrai booster de confiance et d'estime de soi, super glowy !

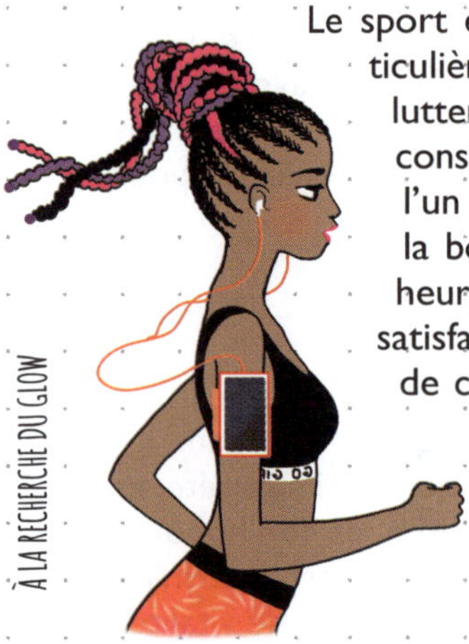

Une bonne hygiène de l'esprit

Le troisième allié glowy, c'est une bonne hygiène de l'esprit. Tout comme vous prenez soin de votre corps, vous devez prendre soin de

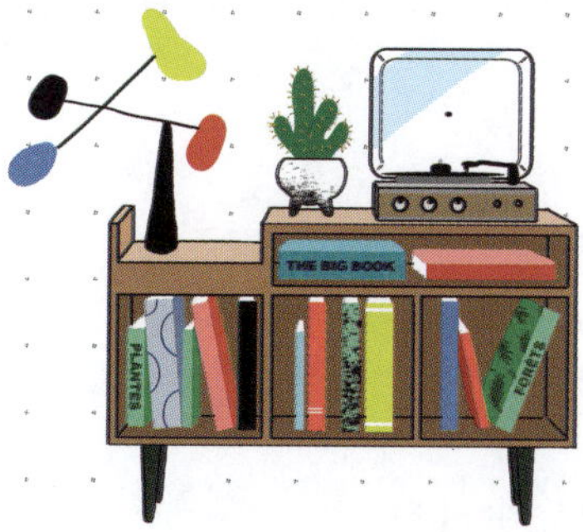

votre mental et de votre moral. Cela passe autant par la pratique de la relaxation, de la positive attitude et du lâcher-prise que par le fait de savoir s'entourer des bonnes personnes, ou encore de passer du temps au contact de la nature. Sans oublier de nourrir votre esprit d'expériences et de connaissances. Il s'agit d'épanouir votre esprit pour rayonner de bonheur. On vise la plénitude, l'apaisement et la sérénité.

Qu'est-ce qu'une vie glowy peut m'apporter ?

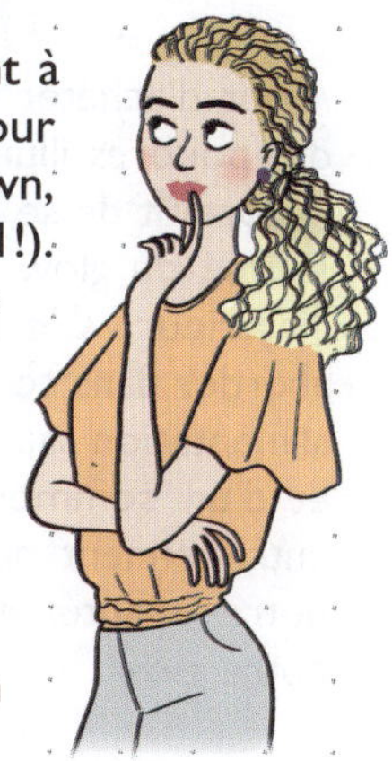

Avant tout, il est primordial de comprendre ce qui vous pousse réellement à vouloir devenir plus glowy, trouver le fameux « why » de votre démarche pour lui donner un sens auquel vous pourrez vous rattacher dans les moments down, où vous serez démotivée ou un peu perdue (ce qui est tout à fait normal !). Prenez le temps d'y réfléchir quelques instants avant de foncer, plus sûre de vous que jamais, vers ce changement de lifestyle !

De la positivité

Tous vos efforts pour adopter une meilleure hygiène de vie et de l'esprit vont vous permettre d'être en meilleure santé physique et mentale, et ainsi de jouir d'une meilleure qualité de vie. De quoi vous faire gagner en confiance en vous, arborer une plus grande estime de soi et développer une énergie toujours plus positive.

Plus de beauté

Grâce aux routines bien-être et aux soins naturels, vous allez révéler et sublimer votre beauté naturelle. La beauté glowy, c'est un teint frais et radieux, un sourire éclatant et des cheveux brillants de santé !

Du bien-être

Alimentation et hygiène de vie saines, complétées par des routines de beauté naturelle… Le lifestyle bien-être par excellence !

Du rayonnement !

Le positif attire le positif. Une vie glowy permet d'attirer à soi des personnes plus saines. Vous devenez aussi un meilleur exemple pour vos proches et vous les incitez à prendre soin d'eux également. Tout comme le sourire, le glow est communicatif ! Il procure plus d'harmonie dans les relations et le rapport aux autres et permet de mener la vie positive et lumineuse à laquelle nous aspirons toutes.

Chapitre 2

Je cultive mon glow intérieur

Avant d'acheter des crèmes et des poudres illuminatrices, il est important de se concentrer sur la source du glow : tout commence de l'intérieur ! C'est pourquoi nous allons aborder dans ce chapitre les principes d'une alimentation saine, d'une activité physique et d'un sommeil de qualité qui entretiennent notre bien-être, notre beauté, notre forme… notre glow !

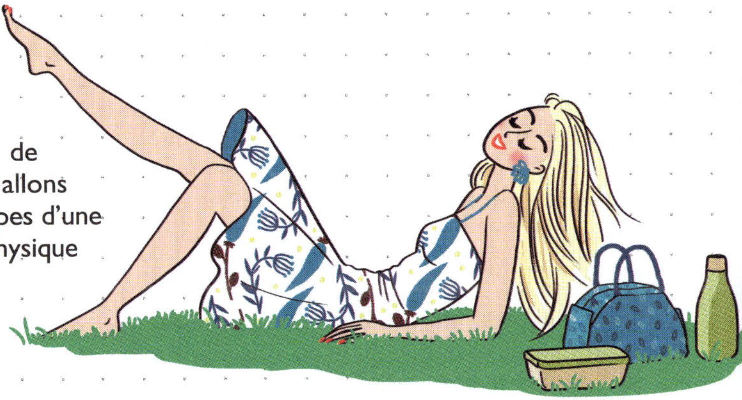

Je consomme et bois du glow !

Que devez-vous manger pour révéler votre glow ? Quels aliments, au contraire, le ternissent ? Que signifie vraiment manger sain et équilibré ? Quelle quantité d'eau boire chaque jour ? À quel moment de la journée ? Ne vous inquiétez pas, vous trouverez toutes les réponses dans ce chapitre qui pose les bases d'une alimentation riche en glow, bénéfique pour votre bien-être physique et mental !

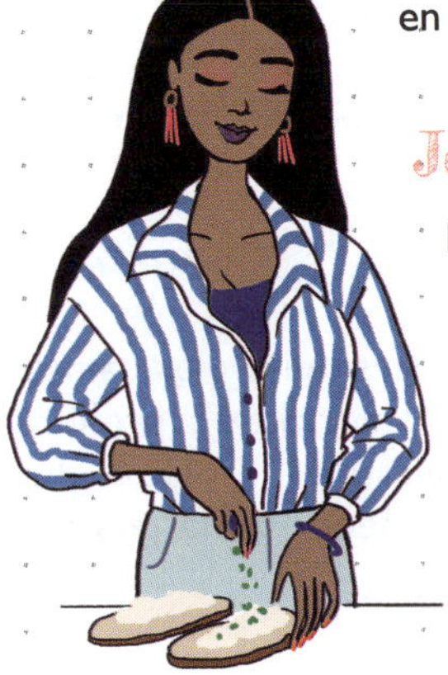

Je mange sainement

Manger sainement vous apportera indéniablement une peau plus éclatante, des cheveux plus brillants, un corps plus énergique, et un moral plus positif. Mais n'oublions pas que la première raison pour laquelle il est si important de bien s'alimenter est d'être en bonne santé ! L'alimentation sera aussi bénéfique pour votre santé physique que mentale, et c'est en étant en bonne santé que vous allez pouvoir briller !

La règle des 3V

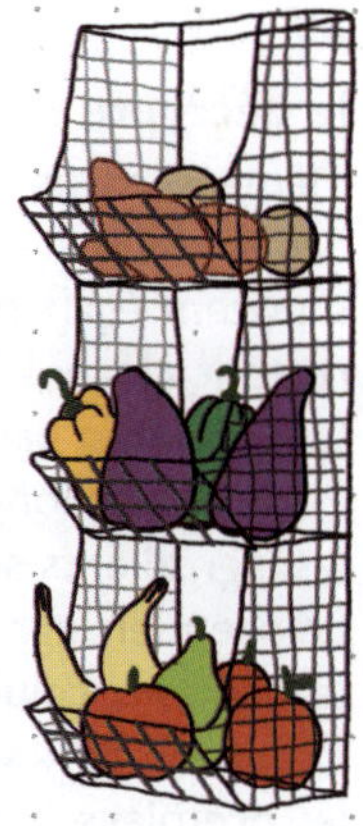

Lorsque vous planifiez vos repas, assurez-vous qu'ils répondent à la règle des 3V, c'est-à-dire que votre alimentation est : vraie, végétale et variée.

Une alimentation vraie

On parle ici d'aliments les plus bruts possible, qui n'ont pas, ou peu, été transformés industriellement. Concrètement, lorsque vous allez faire vos courses, préférez des oranges fraîches au jus d'orange, ou les carottes entières plutôt qu'une barquette de carottes râpées avec sa sauce. Pourquoi ? Parce que les aliments transformés contiennent pour la plupart beaucoup de sucre ajouté (pour que vous adoriez le goût et que vous achetiez à nouveau le produit !), de sel (parce que c'est un excellent exhausteur de goût !), et de nombreux conservateurs dont notre organisme se passerait bien ! Je vous l'accorde, cuisiner des aliments « vrais » demande un peu plus de temps et d'efforts que d'acheter des produits transformés, prêts à la consommation. Mais les bienfaits sur votre peau, votre énergie, votre santé et votre glow, sont garantis ! Le petit + ? Vous serez fière d'avoir pris le temps de vous cuisiner un bon petit repas et, au moins, vous êtes sûre de ce qu'il contient !

Une alimentation végétale

Comme son nom l'indique, il s'agit d'une alimentation riche en produits végétaux (légumes, fruits, légumineuses et céréales…). Aujourd'hui, il ne suffit plus d'avoir une alimentation saine pour nous, il faut également qu'elle soit respectueuse de notre planète, de la biodiversité animale et de l'environnement. Tous les scientifiques s'accordent à dire qu'il faut réduire sa consommation de viande, et tendre vers le flexitarisme. La viande (surtout la rouge) est d'ailleurs un aliment anti-glow, nous y reviendrons plus tard.

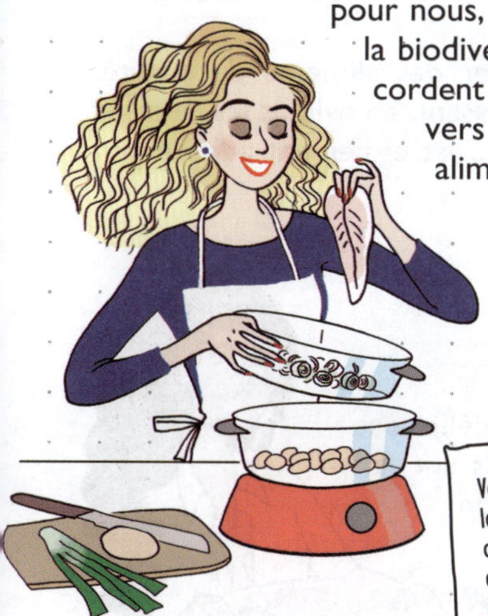

Une alimentation variée

Mangez de tout ! Il s'agit de varier au maximum ses recettes, d'avoir une belle diversité d'aliments et de couleurs dans l'assiette, pour profiter au mieux de tous les nutriments, oligoéléments, minéraux et vitamines, car chaque aliment en contient de différents, lesquels remplissent des fonctions différentes dans l'organisme.

Veillez à toujours privilégier les produits frais, locaux et de saison. Ils profitent à notre corps, notre énergie, notre glow (la maturité et la fraîcheur garantissent le maximum de nutriments), mais également à notre planète !

Glowy or not glowy ?

Dans un premier temps, faites le tri dans vos placards et dans vos habitudes pour limiter les aliments qui éteignent votre glow et profiter de ceux qui vous veulent du bien !

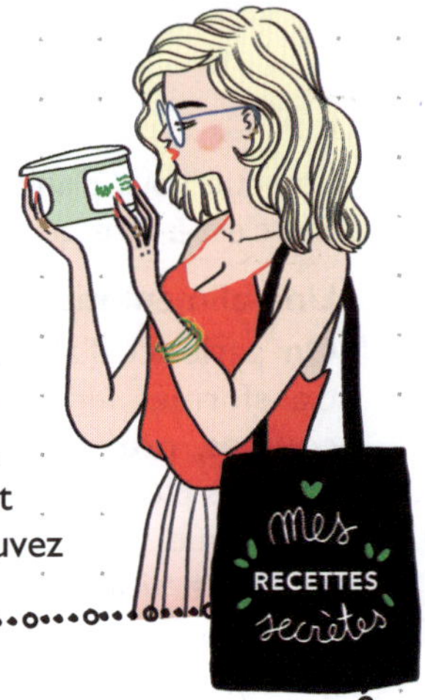

Je décrypte les étiquettes alimentaires des produits industriels

Même si, dans un monde idéal, nous ne mangerions que des produits bruts, dans la « vraie vie », les aliments industriellement transformés s'invitent également dans nos assiettes. Et ce n'est pas si grave, tant qu'ils restent cleans ! Pour le savoir, il suffit de lire les étiquettes des produits. Commencez par la liste d'ingrédients : elle doit être la plus courte possible. Plus elle est longue, plus le produit est transformé. Il faut aussi savoir que les ingrédients sont inscrits par ordre décroissant de poids dans le produit. Le premier ingrédient sur l'étiquette est celui qui compose majoritairement le produit, celui qui est présent en plus grande quantité. Si vous retrouvez « sucre », ou « sirop de glucose » dès les premiers ingrédients de la liste, on ne peut pas parler d'un aliment sain… Attention également aux additifs (conservateurs, colorants, édulcorants…) à la fin de l'énumération des ingrédients. Certains peuvent être dangereux pour la santé, provoquer des allergies alimentaires, des migraines (surtout le glutamate monosodique)…

Les additifs alimentaires à éviter
E171 : le dioxyde de titane, un colorant blanc
E104 : le jaune de quinoléine, un colorant
E950 : l'acésulfame-K, un édulcorant
E124 : le rouge ponceau ou rouge cochenille, un colorant
E249 à E251 : les nitrites, des conservateurs
E951 : l'aspartame, un édulcorant
E214 à E219 : les parabènes, des conservateurs
E131 à E133 : le bleu patenté V, le carmin d'indigo et le bleu brillant, des colorants
E620 à E625 : le glutamate monosodique, un exhausteur de goût

Astuce
Le chardon-marie, le sélénium et le charbon naturel neutralisent les méfaits des additifs alimentaires dans l'organisme.

Je fais le tri dans mes placards

Manger sainement, c'est privilégier des aliments de qualité, avec un apport nutritionnel intéressant, en évitant les calories « vides », comme les sodas. Mais c'est également adopter un comportement alimentaire sain.

Mon top 5 des aliments anti-glow à consommer avec modération

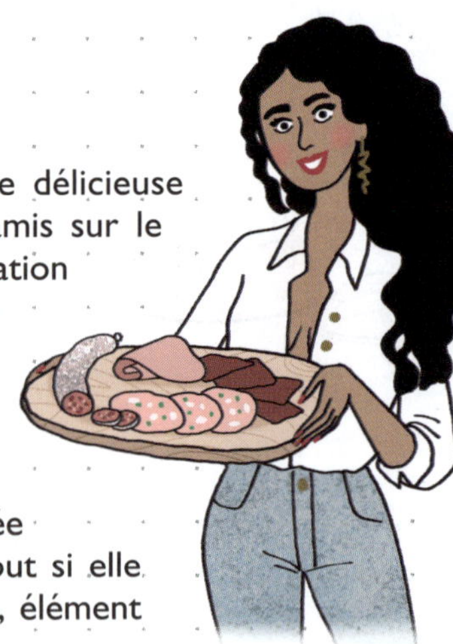

La viande rouge et la charcuterie

Vous est-il déjà arrivé de vous réveiller le lendemain d'une délicieuse planche charcuterie-fromage-vin rouge avec des nouveaux amis sur le visage ? Eh oui, les fameux boutons qui apparaissent sans invitation lorsque nous dînons trop gras et trop salé ! En effet, il existe 5 grands organes émonctoires (éliminateurs de toxines) : les poumons, les intestins, les reins, le foie… et la peau ! Lorsque l'on donne à son corps des aliments trop gras qu'il peine à digérer, il demande l'aide de la peau pour éliminer les toxines, et vous vous retrouvez avec une éruption cutanée indésirable ! Évitez de consommer de la viande le soir (surtout si elle est rouge), car elle perturbe la digestion, et donc le sommeil, élément indispensable au glow !

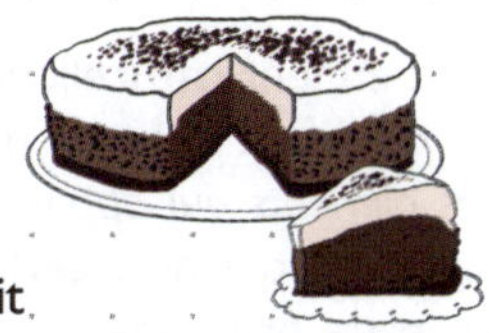

Le sucre rapide

Ah, le sucre… Ce fidèle ami qui vous donne un coup de fouet lorsque vous êtes fatiguée, qui libère de la dopamine et vous procure une sensation de bien-être pour compenser votre stress… Mais aussi ce petit malin qui vous entraîne dans ce cercle hormonal du circuit de la récompense et du plaisir, qui altère à terme votre énergie et l'état de votre peau… Là encore, tout n'est qu'une question d'équilibre. L'OMS recommande une consommation maximale de 25 g de sucre ajouté par jour, ce qui représente 5 morceaux de sucre. Soit moins qu'une canette de soda… Consommé en trop grande quantité, le sucre crée un pic d'insuline, c'est-à-dire une grande et fulgurante montée de la glycémie dans le sang, durant laquelle on se sent très dynamique, mais pendant laquelle le corps se bat pour ramener le sucre à son taux normal. S'ensuit une hypoglycémie, qui entraîne le fameux «coup de barre»! Pour se réveiller, on consomme à nouveau du sucre, et le cercle vicieux n'en finit jamais… Au-delà de l'aspect «énergie», ce phénomène provoque des boutons (rappelons que la peau est un organe émonctoire : elle permet l'élimination des déchets et toxines) et accélère le vieillissement cutané. Il ne faut pas pour autant ne plus consommer de glucides, car, on le verra plus tard, ils sont essentiels au bon fonctionnement de notre organisme. Surtout, il ne faut pas mettre tous les types de sucre dans le même sac! Il s'agit de réduire sa consommation de sucre raffiné et de privilégier les glucides à index glycémique modéré et bas.

Conseils pratiques pour réduire le sucre

- Évitez les aliments blancs et les sucres raffinés, et remplacez-les par leur version complète, notamment le pain, les pâtes et le riz, car leur index glycémique sera moins élevé. Ça veut dire qu'ils provoqueront une montée moins brutale du taux de sucre dans le sang, et que l'énergie sera distribuée de manière plus progressive, sur plusieurs heures.
- Mangez *al dente*! La méthode de cuisson des aliments joue sur leur index glycémique. Vous avez sûrement déjà entendu dire que les pâtes étaient un «sucre lent». Elles le sont, uniquement lorsqu'elles sont *al dente*! Si elles sont trop cuites, l'index glycémique monte, et le pic d'insuline n'en sera que plus grand.

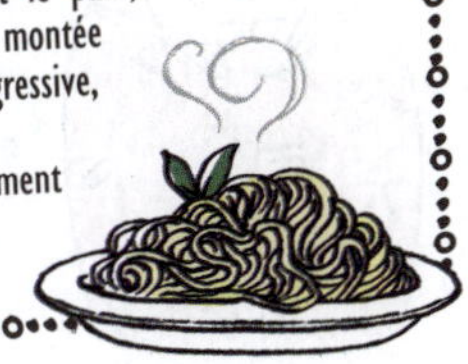

Le sel

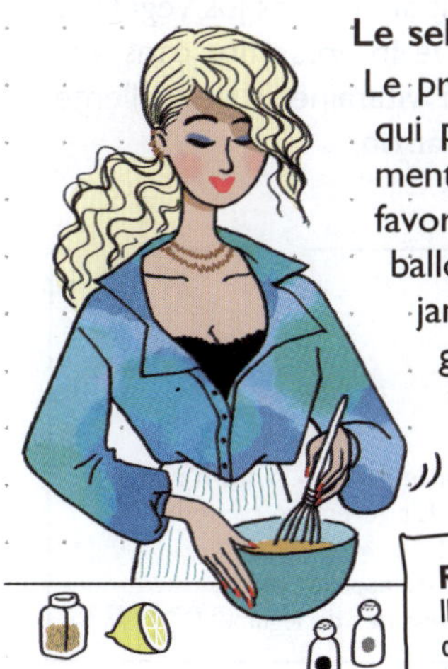

Le premier effet nocif de l'abus de sel concerne l'hypertension artérielle, qui peut entraîner des problèmes cardio-vasculaires. Il engendre également une perte de calcium, ce qui peut causer de l'ostéoporose! Le sel favorise aussi la fameuse rétention d'eau, provoquant non seulement des ballonnements, mais aussi un aspect gonflé, qui peut apparaître sur les jambes, les chevilles, et même le visage, avec un œdème, indolore, mais gênant au quotidien. Le sel est nécessaire au bon fonctionnement de l'organisme, mais en très petite quantité. L'OMS recommande de ne pas excéder 5 g de sel par jour, soit une petite cuillerée à café (la consommation moyenne dépasse fréquemment 10 g par adulte en Europe), ce qui correspond à ce que l'on consomme en mangeant des aliments sans les saler, car ils

Repères
Il y a 1 g de sel dans une poignée de chips ou de biscuits apéritif, dans une rondelle de saucisson, ou encore une part de pizza.

contiennent naturellement du sel… Évitez au maximum les produits industriels et transformés. En cuisinant vous-même, vous pourrez plus facilement doser l'assaisonnement.
Les aliments qui apportent le plus de sel caché : la charcuterie, les chips et biscuits apéritifs, les pizzas et quiches, certains fromages, les viennoiseries, les sauces et condiments et, bien sûr, les plats préparés.

Conseils pratiques pour donner du goût à vos plats en réduisant l'apport en sel

- Misez sur les épices : curry, curcuma, cumin, safran, muscade, paprika, poivre… Elles ont toutes des bienfaits très intéressants en plus d'apporter beaucoup de goût à vos plats ! Pour une sauce onctueuse et healthy, mariez du curry à du lait de coco, du cumin à de la pulpe de tomates, ou mettez un simple filet d'huile d'olive !
- Ajoutez un filet de jus de citron (jaune ou vert) : c'est un excellent exhausteur de goût !

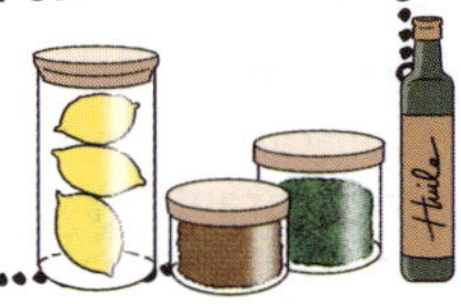

Les produits laitiers

Le problème majeur avec le lait animal, ce n'est pas les graisses ni le lactose, bien que certaines personnes le digèrent très mal car nous perdons peu à peu l'enzyme nécessaire à sa dégradation une fois adultes. Le problème avec les produits laitiers, même bio, c'est la caséine A1, une protéine très inflammatoire pour certaines personnes. En effet, celle-ci stimule les cellules immunitaires qui sécrètent des cytokines inflammatoires et peut réduire la production du glutathion, protéine anti-inflammatoire, naturellement fabriquée par l'organisme, dont le rôle est de protéger les cellules de toute oxydation.

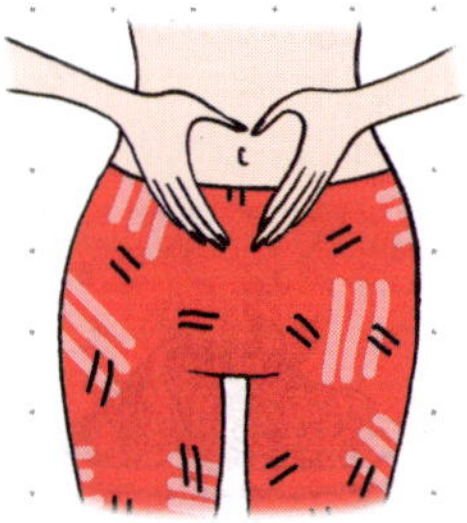

Côté glow, le lactose et la caséine A1 peuvent engendrer deux problèmes : de l'acné et des troubles de la digestion. De plus, de nombreuses études ont montré la corrélation entre la consommation de caséine A1 et le diabète de type 1. Si vous souffrez de ces maux, essayez de supprimer les produits laitiers de votre alimentation pendant au moins un mois, vous constaterez certainement des améliorations.
Bien que leur composition n'ait strictement rien à voir avec celle du lait animal, les jus végétaux (ou boissons végétales, ou laits végétaux) représentent une alternative intéressante dans vos boissons et pâtisseries. Par exemple, le lait d'amande contient de la vitamine E : excellente pour la peau ! Vous pouvez tout à fait réaliser votre lait végétal maison, avec de l'avoine ou des oléagineux.

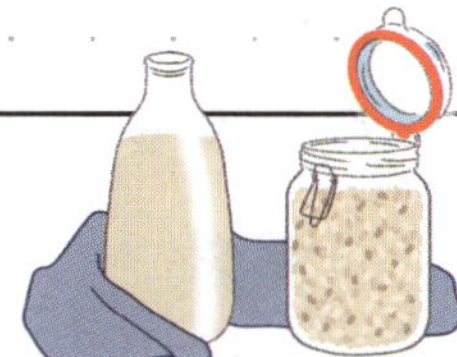

Ma recette de lait végétal maison

Recouvrez les oléagineux de votre choix (100 g d'oléagineux environ pour 75 cl de lait) d'eau chaude dans un bol, faites tremper 15 min et égouttez. Mixez, puis ajoutez de l'eau jusqu'à obtenir un ratio de 15 % d'oléagineux et 85 % d'eau (ajustez le volume d'eau selon vos préférences, un lait plutôt onctueux ou très fluide). Tendez un torchon fin au-dessus d'un grand récipient et versez la préparation. Le dépôt d'oléagineux restera sur le torchon. Vous n'avez plus qu'à rabattre les bords du linge, et le presser pour en extraire le liquide restant. Le lait végétal se conserve 4 jours au réfrigérateur. La décantation est normale : il suffit de secouer avant utilisation.
Petite astuce : les résidus d'oléagineux sur le torchon forment une sorte de farine que l'on appelle l'okara, vous pouvez la réutiliser pour vos pâtisseries, vos galettes, ou encore pour épaissir des veloutés de légumes !

L'alcool

Ce n'est plus un scoop, l'alcool ternit la peau, la déshydrate et donne des boutons. C'est le signe que votre foie peine à éliminer les toxines, et qu'il appelle à la rescousse votre peau, organe émonctoire. Même si vous vous endormez rapidement après une soirée trop arrosée, le corps, lui, sera en plein travail, essayant d'éliminer l'alcool en absorbant l'eau des cellules et en évacuant les toxines via les organes émonctoires !

Mais, pas de panique, vous pouvez continuer à boire un verre de temps en temps ! Veillez à respecter ces trois règles toutes simples : ne pas boire avec l'estomac vide, boire un verre d'eau après chaque verre d'alcool et consommer avec modération, c'est-à-dire maximum 2 verres par jour, et pas tous les jours, selon les recommandations de l'OMS.

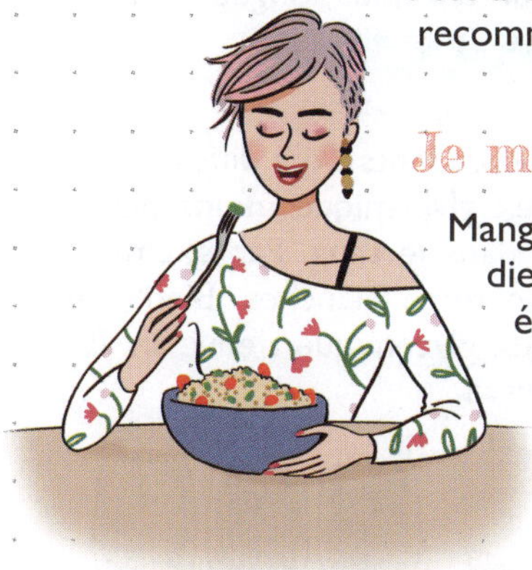

Je mange équilibré

Manger équilibré, c'est avant tout bénéficier d'un bon apport quotidien en macro et micronutriments. Les macronutriments sont les éléments majoritaires de notre alimentation : les glucides, les protéines, et les lipides. Ils nous apportent de l'énergie sous forme de calories. Les micronutriments, eux, sont les nutriments qui n'apportent pas d'énergie, mais qui sont indispensables au bon fonctionnement de notre organisme : les vitamines, les minéraux, et les oligoéléments.

Je donne de l'énergie à mon corps avec les bons glucides

En quoi les glucides sont-ils glowful ?

Les glucides sont les substrats énergétiques préférés des cellules ! Leur rôle principal est de leur fournir de l'énergie : 1 gramme de glucides apporte 4 calories. Lors de la digestion, ils sont dégradés (plus ou moins rapidement) en glucose, qui est le carburant des cellules de notre corps. C'est d'ailleurs le carburant exclusif du cerveau, qui en nécessite environ 140 g par jour. Les glucides sont donc essentiels pour la réalisation des efforts physiques et intellectuels, et doivent représenter environ 50 % de notre apport calorique quotidien. Alors, pour garder un cerveau vif et glowy, les régimes sans glucides, on oublie ! Au-delà de l'apport énergétique, les glucides complexes (à IG modéré et bas), et surtout les fibres qu'ils contiennent, participent à la régulation de l'appétit en nous permettant d'arriver plus rapidement à satiété, et d'être rassasiée plus durablement. Les glucides favorisent également un bon sommeil, l'un des piliers du glow ! En effet, l'assimilation des glucides induit une élévation de la disponibilité du tryptophane dans l'organisme. C'est un acide aminé précurseur de la sérotonine et de la mélatonine, des substances qui agissent favorablement sur l'endormissement !

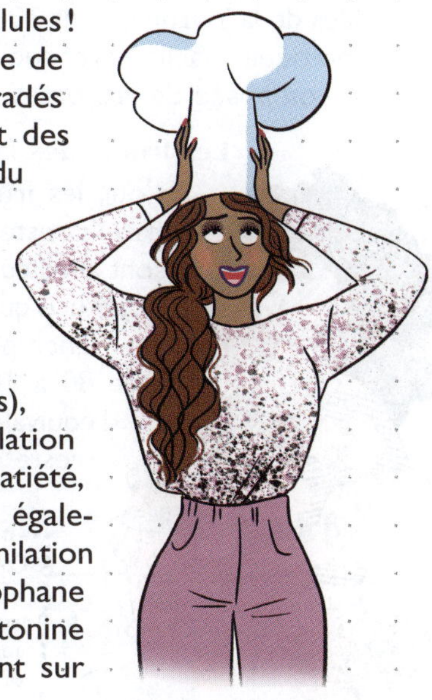

Quelle est la différence entre les glucides simples et complexes?

Il existe 2 types de glucides.

- Les simples sont constitués d'une seule molécule, et comprennent le glucose, le fructose (sucre des fruits) et le galactose, qui peuvent former du saccharose (le fameux sucre de table!), du lactose (le sucre du lait!) et le maltose (le sucre de malt). Les glucides simples (ou sucres rapides) sont absorbés rapidement, mais en l'absence d'effort immédiat (et donc de besoin), ils sont généralement stockés sous forme de graisses.
- Les glucides complexes (ou sucres lents) sont constitués d'une chaîne de molécules, et sont absorbés et diffusés lentement dans l'organisme (d'où leur nom!), procurant de l'énergie à toutes les cellules de manière plus graduelle et sur une plus longue période que les sucres simples. Ils comprennent l'amidon, le glycogène et les fibres.

Où trouver de bons glucides?

Il s'agit de privilégier au maximum les glucides complexes (ou sucres lents), qui diffusent de l'énergie sur une période plus longue, et qui, grâce à leur index glycémique moins élevé, provoquent une augmentation moins brutale du taux de sucre dans le sang. Par exemple, on optera pour des patates douces, plutôt que les pommes de terre blanches. Bien que plus sucrée au goût, la patate douce profite d'un plus faible index glycémique : environ 70, contre environ 100 pour la pomme de terre blanche. On préférera les pâtes et le riz complets à leur version blanche, afin de profiter des fibres et d'un index glycémique plus modéré! Le quinoa et les lentilles, en plus d'être de bonnes sources de protéines, apportent également une quantité intéressante de glucides!

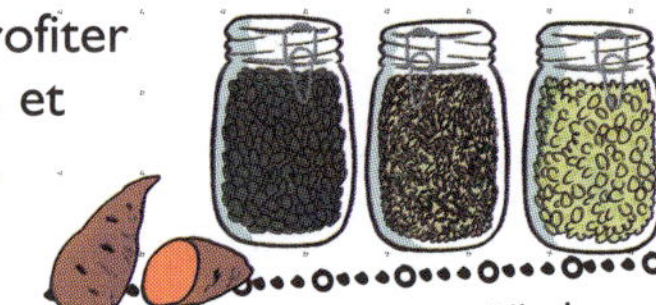

Et si on a envie ce midi de ne manger que des pâtes au gruyère? Eh bien, on ne s'en prive pas! Mais on équilibre son apport en consommant moins de glucides le soir, par exemple.

Combien faut-il en consommer par jour?

Les glucides devraient fournir entre 45 et 55 % des calories totales de la journée, dont 30 g de fibres par jour chez l'adulte. En pratique : facile! presque la moitié de votre assiette doit être composée de riz, pâtes, patates douces, quinoa…

Les fruits, des faux amis?

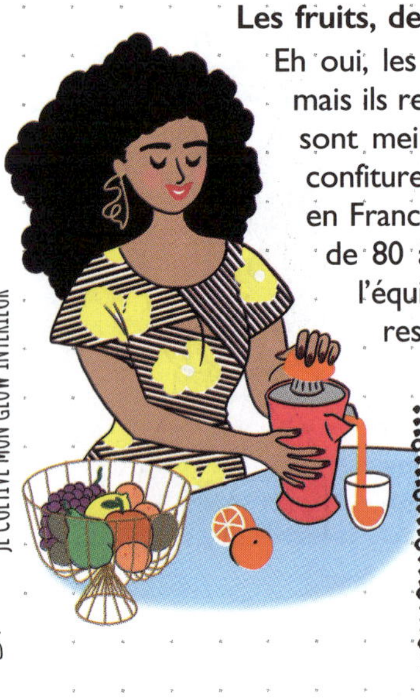

Eh oui, les fruits sont des glucides! La plupart ont un index glycémique bas, mais ils restent gorgés de fructose, un sucre naturel. Ce n'est pas parce qu'ils sont meilleurs pour la santé qu'une canette de soda ou qu'une tartine de confiture qu'il faut en abuser. Le Programme national nutrition santé (PNNS) en France préconise de manger 5 fruits et légumes par jour, soit 5 portions de 80 à 100 g chacune (3 portions de légumes et 2 portions de fruits), l'équivalent d'un bol de soupe, d'une pomme ou de deux prunes. Et l'idéal reste de privilégier les fruits entiers pour conserver toutes les fibres!

Conseils glowy

- Évitez les jus de fruits vendus au supermarché bourrés d'arômes, de conservateurs et très souvent de sucre. Privilégiez les jus maison bien frais. Petite astuce : on presse autant de fruits que l'on pourrait en manger entiers, pas plus (1 à 2 oranges maximum, par exemple). Pourquoi? Lorsque l'on réalise un jus, on retire les fibres du fruit, et on risque alors un fort pic d'insuline si l'on boit un trop grand verre!
- Tenez compte de la maturité du fruit : plus un fruit est mûr, plus son index glycémique est élevé. Un fruit trop mûr n'est pas pour autant à jeter : il sera délicieux en pâtisserie. Les bananes presque noires sont par exemple parfaites pour réaliser un banana bread!

La recette plaisir healthy, glowy et antigâchis : le banana bread

Ingrédients

- 4 bananes bien mûres (plus les bananes sont brunes, plus elles seront sucrées)
- 2 œufs
- 85 g de beurre doux + pour le moule
- 2 c. à s. de lait végétal
- 2 poignées de noix de pécan concassées (ou des pépites de chocolat pour un banana bread encore plus gourmand)
- 250 g de farine de petit épeautre (elle contient très peu de gluten !)
- 70 g de sucre de coco (un sucre à IG bien plus bas que le sucre blanc : 30 pour le sucre de coco contre 70 pour le sucre blanc ! Le petit + ? Son goût vanillé délicieux !)
- 1 c. à s. de noix de coco râpée (optionnel, mais ça ajoute un petit goût vraiment sympa !)
- 1 c. à c. de cannelle en poudre
- 1 pincée de sel
- 1 sachet de levure chimique

Préchauffez le four à 160 °C (th. 5/6) et enduisez un moule de beurre ou d'huile de coco pour éviter que la préparation n'accroche.
Dans un saladier, mélangez les œufs, le beurre fondu, le lait végétal, ajoutez 3 bananes écrasées ainsi que les noix de pécan et/ou les pépites de chocolat.
Dans un autre récipient, mélangez tous les ingrédients secs ensemble : la farine, le sucre, la noix de coco râpée, la cannelle et le sel.
Incorporez peu à peu les ingrédients liquides aux ingrédients secs. Mélangez jusqu'à obtenir une préparation homogène. Terminez en ajoutant la levure et mélangez une dernière fois.
Versez la pâte dans votre moule et disposez au-dessus la 4e banane coupée en deux dans le sens de la longueur ainsi que quelques noix de pécan ou pépites de chocolat.
Enfournez pour 45-50 minutes.
Dégustez tiède, c'est délicieux !

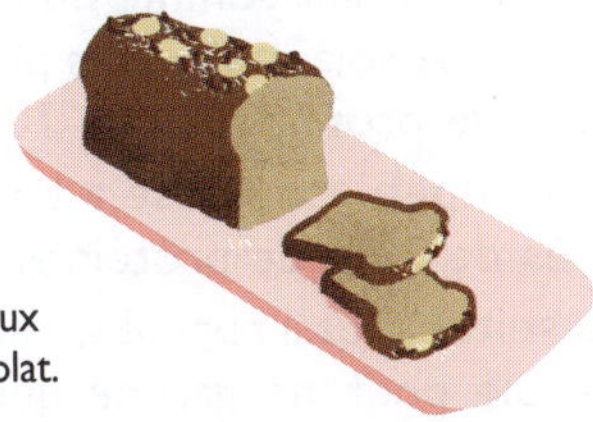

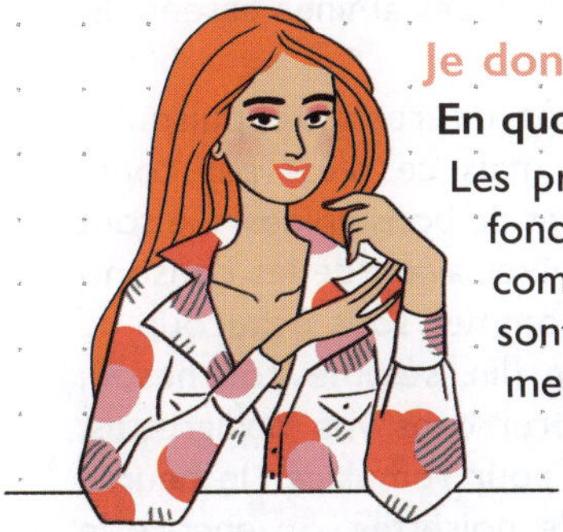

Je donne de la force à mon corps avec les bonnes protéines

En quoi les protéines sont-elles glowful ?

Les protéines, tout comme les glucides, sont indispensables au bon fonctionnement de l'organisme. Chaque gramme de protéine apporte, comme les glucides, 4 calories. Elles sont digérées dans l'intestin, où elles sont dégradées en acides aminés. Elles ont un rôle structural, notamment au niveau musculaire et cutané, participant au renouvellement cellulaire de la peau, des phanères (cheveux, ongles, poils) et de la matrice osseuse. Elles sont également impliquées dans de nombreux processus, tels que la réponse immunitaire (donc la production d'anticorps), le transport de l'oxygène dans l'organisme, ou encore la digestion. En effet, les transporteurs comme l'hémoglobine ou encore les enzymes sont principalement constitués de protéines !

Où trouver de bonnes protéines ?

Il existe 2 sources de protéines : animales et végétales.

➾ Pour les sources animales, on retrouve des protéines en grande quantité dans la viande, le poisson, les œufs et les produits laitiers. Par exemple, dans 100 g de poulet ou de bœuf, il y a environ 25 g de protéines. Il y a environ 30 g de protéines dans 100 g de thon, ou encore 16 g de protéines dans 2 œufs.

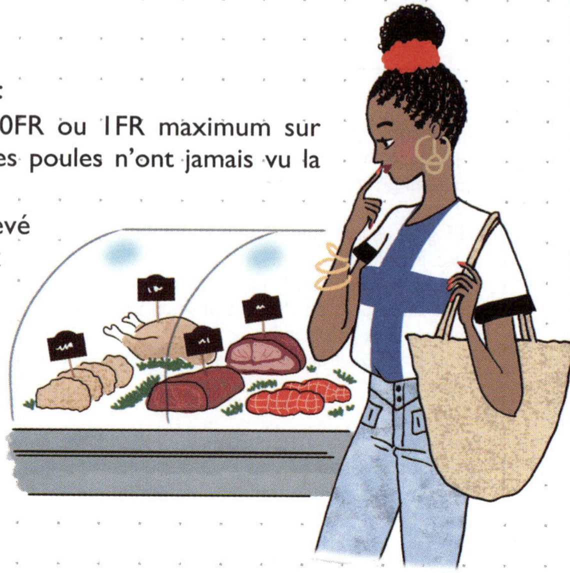

Les sources de protéines animales à privilégier :

- les œufs bio (assurez-vous qu'il est inscrit 0FR ou 1FR maximum sur la coquille. Les 2FR et 3FR sont à bannir : les poules n'ont jamais vu la lumière du jour !) ;
- la viande blanche comme le poulet bio, élevé en plein air, pour bénéficier d'une viande aux qualités intéressantes ;
- les poissons blancs, ainsi que le thon et le saumon, également de bonne qualité.

Pour les végétariens et les végans, il existe de nombreuses alternatives qui sont d'excellentes sources de protéines :

- **le tofu** est fait comme du fromage, à partir de lait de soja caillé, puis pressé. Il contient 10 g de protéines pour 100 g ;
- **le tempeh** est réalisé à base de fèves de soja fermentées et pressées en bloc. Il contient près de 20 g de protéines pour 100 g ;
- **le seitan,** aussi appelé « viande de blé », est fabriqué en retirant tout l'amidon d'une farine de blé pour ne garder que le gluten pur, qui devient alors très élastique et maniable. Grâce à sa texture fibreuse et tendre, c'est l'alternative qui, visuellement, se rapproche le plus de la viande. On peut ainsi l'utiliser pour créer des boulettes, des steaks végans, ou encore des nuggets. Il contient 75 g de protéines pour 100 g ! Attention, cependant, ses protéines sont incomplètes car elles ne contiennent pas tous les acides aminés essentiels, contrairement au soja ;
- **les oléagineux** sont également une source de protéines très intéressante puisqu'ils contiennent entre 10 g et 25 g de protéines pour 100 g, mais ce n'est pas tout ! Ils regorgent également de micronutriments essentiels, de fibres et de bons lipides. Ce sont les amandes, les noix de cajou, les graines de courge, de lin (à mixer avant de les consommer), de chia, ou encore de tournesol… Elles peuvent se consommer sous beaucoup de formes différentes : lait végétal (amande, noisette, cajou), huile (lin, sésame, tournesol), mélange de graines à saupoudrer sur vos salades ou à incorporer dans vos vinaigrettes, ou encore en purée ou beurre à tartiner sur du pain complet pour remplacer le beurre et la confiture (variez les plaisirs entre la purée d'amandes, de noisettes, ou encore le beurre de cacahuètes) ;
- **les légumineuses** contiennent en moyenne 20 g de protéines pour 100 g. Ce sont des plantes dont les fruits sont contenus dans des gousses. On retrouve ainsi les haricots (blancs, rouges, noirs), les pois (petits pois, pois chiches), les lentilles (vertes, corail, blondes), les fèves… Les edamames sont d'ailleurs des fèves miraculeuses puisqu'elles contiennent 26 g de protéines pour 100 g (mais également du fer, du calcium et la moitié des apports en fibres recommandés quotidiennement !).

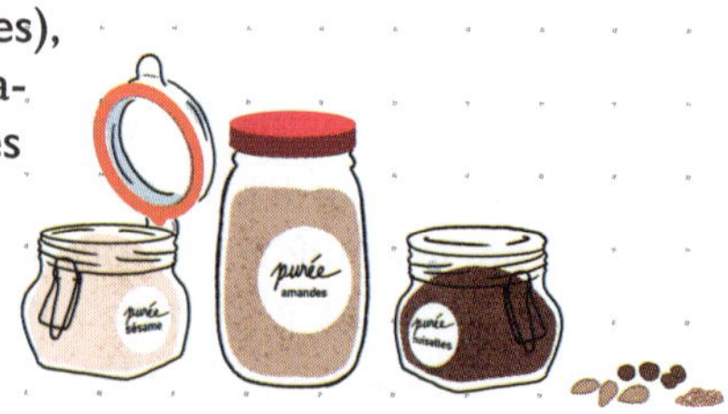

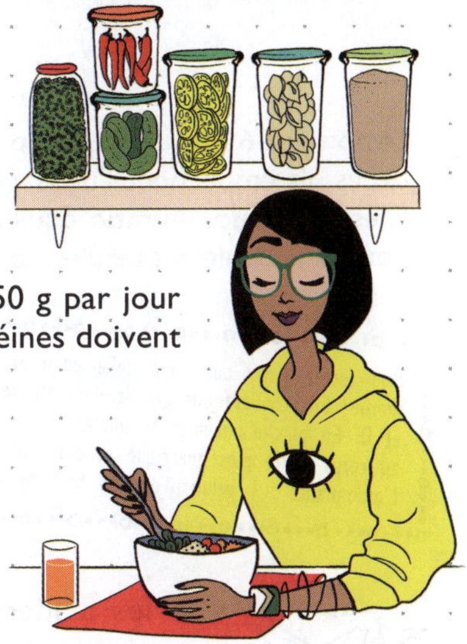

Combien faut-il en consommer par jour?

Cela dépend des personnes. Les besoins sont un peu plus importants pour les enfants, les femmes enceintes et les sportifs, mais la recommandation a été établie à 0,83 g par kilo de poids de corps, par jour. Soit environ 50 g par jour pour une femme adulte de 60 kg. Concrètement? Les protéines doivent représenter un peu moins d'un quart de votre assiette.

Je fais rayonner mon corps avec les bons lipides

En quoi le bon gras est-il glowful?

Après les glucides et les protéines, les lipides constituent le 3e macronutriment essentiel au bon fonctionnement du corps. C'est ce que l'on appelle « les graisses ». Ils doivent représenter environ 25 % de notre apport énergétique quotidien. Ils constituent la source d'énergie la plus lente et sont les nutriments les plus énergétiques. Chaque gramme de lipide apporte à l'organisme environ 9 calories, soit plus du double de ce qui est fourni par les protéines ou les glucides! Ils sont digérés dans l'intestin, où ils sont dégradés en acides gras et glycérol. Plus un aliment contient de lipides, plus il est digéré lentement, et plus les sucres qu'il libère sont absorbés lentement. C'est pourquoi il est intéressant d'ajouter un peu de lipides quand on consomme des glucides, notamment des sucres rapides : cela ralentit leur absorption et réduit leur impact sur la glycémie!

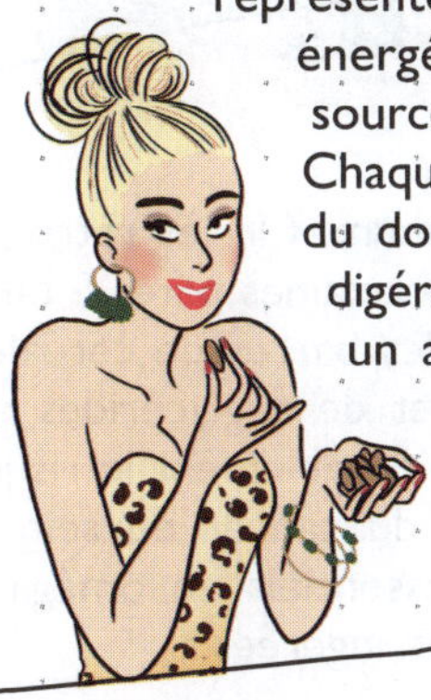

Le gras a du bon : les lipides sont très intéressants pour profiter d'une belle peau ainsi que de cheveux nourris et brillants. Ils transportent les vitamines liposolubles (A, D, E et K), synthétisent certaines hormones, dont les œstrogènes, la testostérone et le cortisol, et transmettent des messages hormonaux.

Goûter glowy
À la pause goûter, accompagnez vos fruits d'une poignée d'amandes ou de noix.

Quelle source de lipides dois-je privilégier?

Il existe 4 types d'acides gras :

- **les acides gras monoinsaturés (oméga-9)** : on les retrouve principalement dans les huiles végétales comme l'huile d'olive, de noisette, de colza, l'avocat, ainsi que dans les oléagineux (pistaches, amandes, noisettes…). Ils doivent représenter 65 % de la consommation de lipides. Ils contribuent à réduire les risques de maladies cardiovasculaires et d'hypertension, mais permettent aussi de préserver la peau de la déshydratation, de lui apporter souplesse et élasticité, et de profiter de beaux cheveux, bien nourris et brillants!
- **les acides gras polyinsaturés (oméga-3 et 6)** : on les retrouve dans le saumon, le maquereau, l'avocat, les noix, les huiles de maïs, de soja et de tournesol. Ils doivent représenter 20 % des apports en lipides.

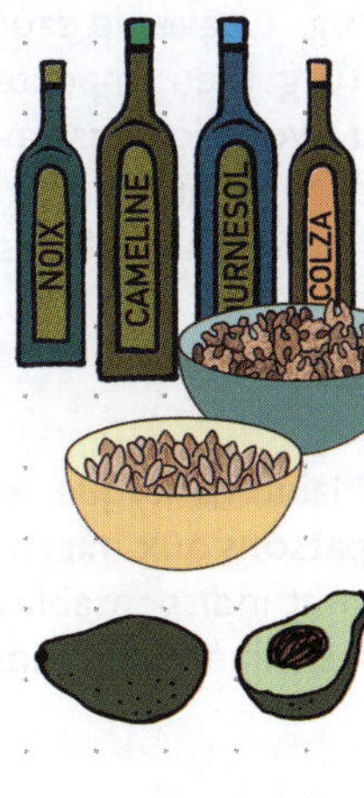

Les oméga-6 ont un impact positif sur les taux de lipides sanguins mais, en excès, ils empêchent l'utilisation optimale des oméga-3 par l'organisme. C'est pourquoi un ratio équilibré doit apporter 5 molécules d'oméga-6 pour une seule molécule d'oméga-3 ;

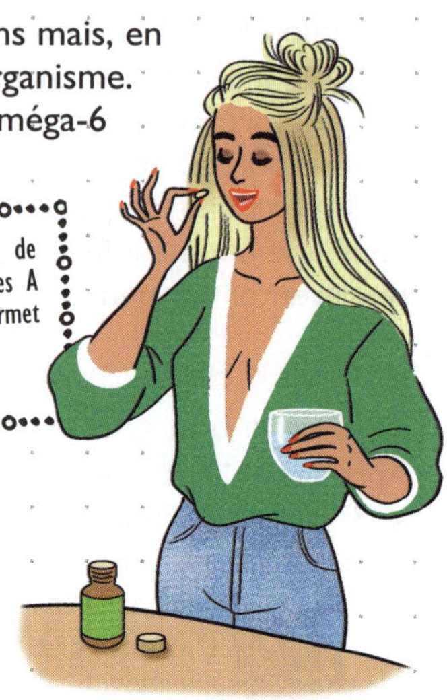

Mon secret glowy pour une belle peau et des cheveux forts et soyeux, c'est l'huile de foie de morue ! Elle contient une grande concentration d'oméga-3 et elle est également riche en vitamines A et D. En plus d'améliorer la qualité de la peau et des cheveux, l'huile de foie de morue permet au corps d'être plus énergique et plus fort pour lutter contre les maux de l'hiver !
L'ordonnance : 1 gélule d'environ 500 mg d'huile de foie de morue tous les matins.

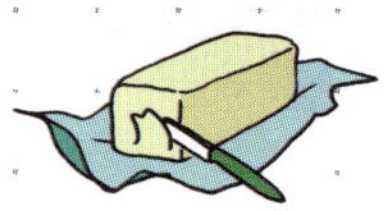

- **les acides gras aturés :** ils se trouvent surtout dans les graisses d'origine animale, telles que le beurre, la crème fraîche, les fromages, le lard, les pâtisseries, la charcuterie, etc. Ils doivent représenter 15 % des apports quotidiens en lipides ;
- **les acides gras trans :** il faut limiter leur consommation au maximum. On les retrouve dans les soupes en conserve, les pâtisseries et biscuits industriels, certaines pâtes à tarte et margarines, les biscuits apéritif, les pâtes à tartiner ou encore les barres de céréales. L'effet néfaste des acides gras trans sur les taux de cholestérol et de triglycérides est bien connu. Même consommés en faible dose, ils augmentent considérablement le risque de maladie cardio-vasculaire. Ils favoriseraient aussi la survenue du cancer du sein et perturberaient sérieusement la transformation des acides gras essentiels en oméga-3. C'est pourquoi ils devraient représenter moins de 2 % des graisses ingérées.

Combien faut-il en consommer par jour ?

Bon, tout cela, c'est surtout à titre informatif, mais en réalité, la meilleure façon de garantir un apport suffisant des différents acides gras sans trop se prendre la tête, c'est d'adopter une alimentation variée ! Par exemple, 1 œuf contient 5 g de lipides, 1 avocat entier, 28 g, 1 steak de 150 g en apporte 6 g, 1 pavé de saumon cuit à la vapeur, 11 g, et 1 cuillerée à soupe d'huile, 10 g (peu importe laquelle). De cette manière, il suffit de consommer 1 avocado-toast avec 1 œuf poché le matin, 1 ou 2 tranches de saumon à midi, et de cuire ses légumes à l'huile d'olive le soir pour avoir un apport journalier suffisant en lipides.

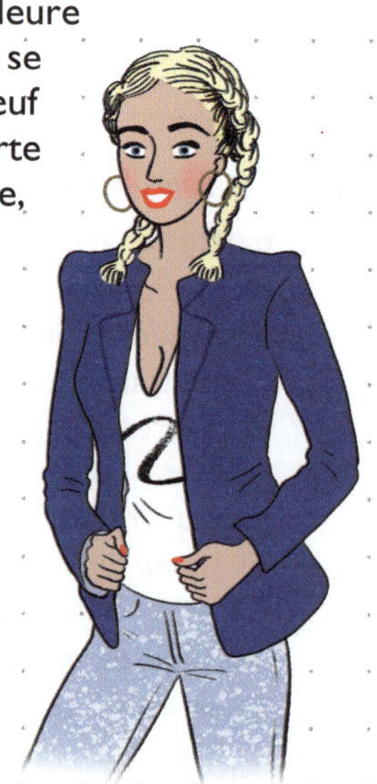

Je donne de la bonne humeur à mon corps avec les vitamines, minéraux, et oligoéléments

Maintenant que les macronutriments n'ont plus de secret pour vous, passons aux micronutriments, ceux qui n'apportent pas d'énergie, mais qui sont indispensables au bon fonctionnement de l'organisme : les vitamines, les minéraux et les oligoéléments.

Comment les vitamines m'apportent-elles du glow?

L'étymologie du mot même nous montre qu'elles sont indispensables : «vitamines» vient du latin *vita*, qui signifie «vie». Le corps ne produit pas de vitamines de façon naturelle, il est donc important de les intégrer à son alimentation. Mais attention au surdosage qui peut avoir l'effet inverse sur notre santé! Les vitamines sont antioxydantes (elles ralentissent le processus d'oxydation en neutralisant les radicaux libres responsables du vieillissement cellulaire), contribuent à rendre notre peau éclatante, boostent nos défenses immunitaires, et nous permettent de conserver une bonne dose d'énergie même en hiver… Mais parmi toutes les vitamines qui existent et dont notre organisme a besoin, pas facile de s'y retrouver!

Mon petit guide des vitamines les plus glowy :

- La **vitamine C** (acide ascorbique) nous permet de conserver une belle énergie, et son action antioxydante fait d'elle un super anti-âge!
  Où la trouver? Les poivrons en sont une excellente source, surtout lorsqu'ils sont consommés crus. On la trouve aussi dans la goyave, la papaye, le kiwi, le persil, et évidemment les oranges!

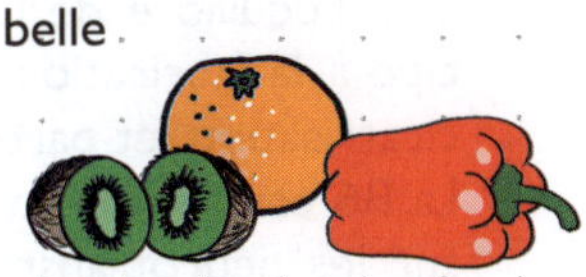

- La **vitamine E** (tocophérol), liposoluble (plus facilement assimilée lorsqu'elle est consommée avec des aliments contenant des lipides), entre dans la constitution des membranes cellulaires et contribue à conserver l'élasticité de la peau. Tout comme la vitamine C, elle très antioxydante, et lutte ainsi contre le vieillissement prématuré de la peau. À noter que la vitamine E agit d'ailleurs en synergie avec la vitamine C, le sélénium et le zinc. Le goûter fruits + oléagineux reste un des meilleurs pour un corps et une peau glowy!
  Où la trouver? Les oléagineux comme les amandes, les noix ou les noisettes en sont riches.

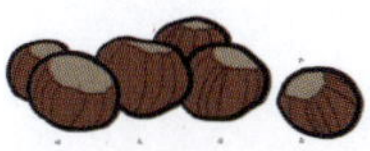

- La **vitamine A** (aussi appelée rétinol ou bêta-carotène) est également essentielle à notre santé, et à notre glow! Elle est excellente pour notre vue, nos os, nos dents, et notre peau. Elle entretient le collagène, hydrate de l'intérieur, active le renouvellement cellulaire et agit sur l'éclat de notre teint. Mais ce n'est pas tout : la vitamine A augmente la tolérance de la peau au soleil, atténuant donc les dommages causés par les UV.
  Où la trouver? Dans le jaune d'œuf, le lait entier, le beurre, le foie et les huiles de foie de poisson, notamment l'excellente huile de foie de morue.

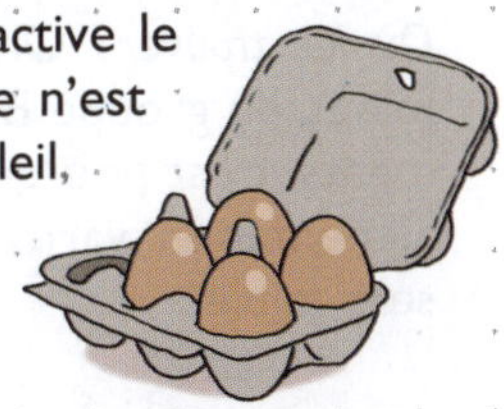

- La **vitamine D** est la vitamine du soleil! Liposoluble, elle est aussi bénéfique à notre beauté qu'à notre santé. Intéressante pour nos dents et nos os, elle permet notamment d'améliorer l'absorption du calcium, minéral essentiel, et de minimiser son élimination par l'urine. Il existe deux formes de vitamine D : une végétale (la vitamine D2) et une animale (la vitamine D3). Elle permet aussi de renforcer le corps, les cheveux, et de les faire pousser plus vite, tout en nourrissant la peau.

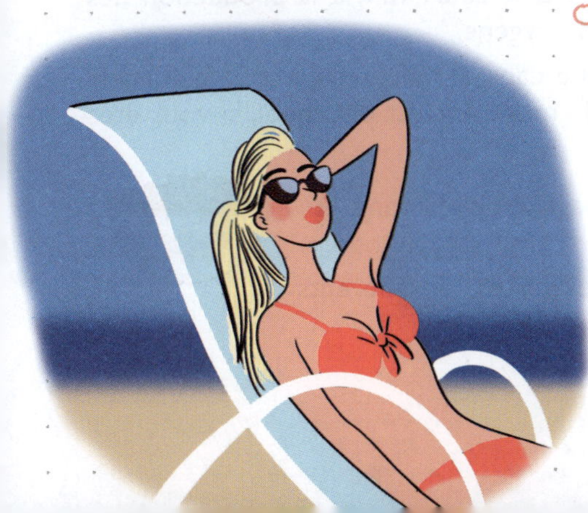

Où la trouver? Principalement sous le soleil d'été! Mais aussi dans l'huile de foie de morue. On la retrouve dans les poissons gras, et en plus petite quantité dans les produits laitiers et les boissons au soja. Pour éviter les carences dues à la faible exposition au soleil, surtout l'hiver, il est conseillé de se supplémenter en vitamine D, pour cela, les gélules d'huile de foie de morue sont la meilleure solution!

- Les **vitamines du groupe B**, un complexe de 8 vitamines : B1, B2, B3, B5, B6, B8, B9, B12. Chacune d'entre elles a un rôle spécifique, mais elles sont cependant assez proches sur le plan moléculaire. Elles participent toutes à des fonctions indispensables comme la respiration cellulaire et la production d'énergie, et sont également très glowy! Par exemple, la vitamine B2 renforce et régénère la peau. La B3 participe à la formation du collagène et à l'équilibre de l'hydratation. La B5 est surnommée «vitamine antistress». Elle participe à la fabrication et à la régulation des neurotransmetteurs. Elle favorise également la cicatrisation, et participe à la formation et à la régénération de la peau et des muqueuses. La B6 est associée à votre mood! Elle joue un rôle important sur le psychique en agissant sur les neurotransmetteurs. La B8 est essentielle au métabolisme des macronutriments (les glucides, les lipides et les protéines).

Parmi les aliments qui apportent le plus de vitamines B, on retrouve :

- la levure de bière, le germe de blé, le pollen;
- des sources de protéines : la viande, le poisson, le foie, les œufs;
- les céréales complètes ou semi complètes;
- les produits laitiers;
- les oléagineux comme les amandes;
- des légumes et autres végétaux : betterave, endive, avocat, laitue, épinards, cresson, chou, haricots beurre...

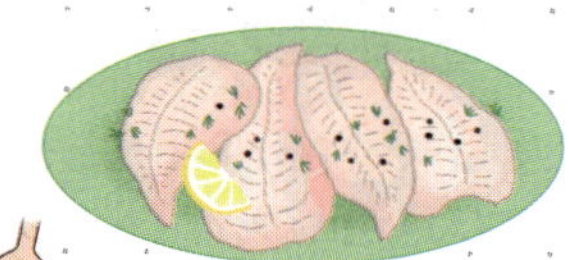

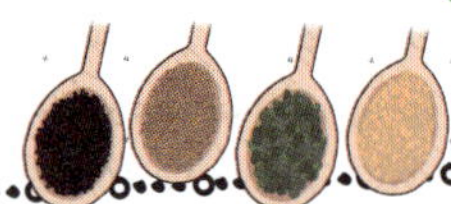

Où les trouver? On trouve donc les vitamines du groupe B dans de nombreux aliments, c'est pourquoi, si vous adoptez une alimentation variée, le risque de carence sera faible!

Le conseil glow : si vous perdez vos cheveux, essayez une cure de vitamine B8, cela fait des miracles! Demandez simplement de la biotine en pharmacie. Ce sont des gélules qui peuvent être couplées à des compléments de bépanthène pour renforcer les effets.

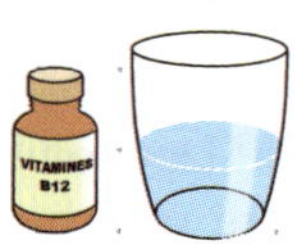

- La **vitamine B12** est essentielle, notamment au fonctionnement du système nerveux, à la synthèse d'ADN et d'ARN, à la production des globules rouges et au transport d'oxygène.

Où la trouver? Elle ne se trouve que dans des aliments d'origine animale (viandes, abats, œufs, fromages, poissons et fruits de mer...), c'est pourquoi, si vous êtes vegan, il est impératif de vous supplémenter.

- La **vitamine K** joue un rôle important dans la coagulation du sang et est indispensable à la croissance osseuse.

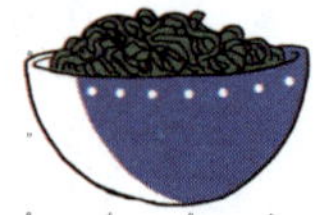

Où la trouver? Dans les épinards, les algues, les salades vertes, les différents choux, les huiles de soja et de colza.

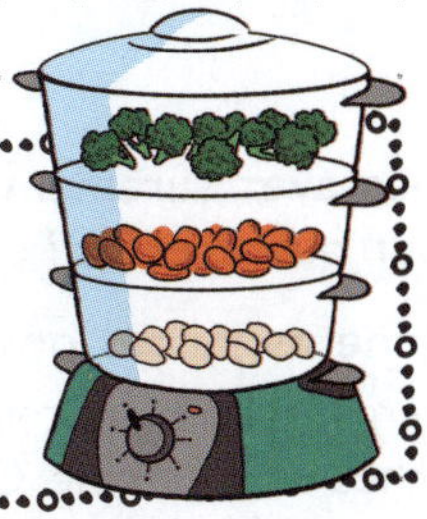

Conseil glowy : faites attention à la cuisson pour préserver les vitamines et vous nourrir d'un maximum de glow! Certaines vitamines sensibles se perdent totalement au contact de la chaleur, de l'air, ou encore de la lumière. La cuisson les détériore, surtout la vitamine C! Retenez que la meilleure cuisson pour préserver les vitamines des légumes et votre glow est la cuisson vapeur. L'idéal est de trouver l'équilibre entre la consommation d'aliments crus (moins faciles à digérer, mais préservant toutes les vitamines) et d'aliments cuits (plus digestes, mais moins de vitamines).

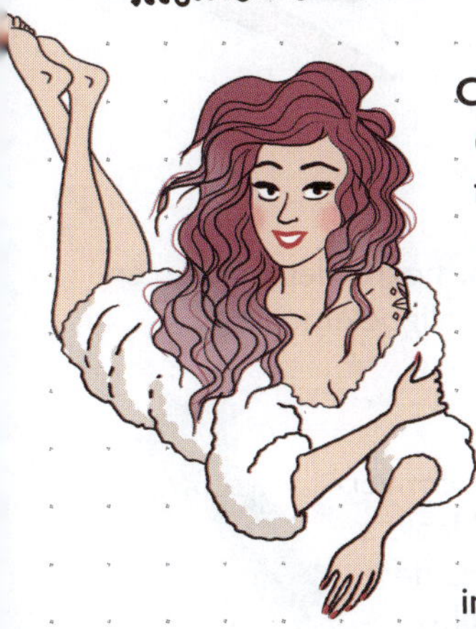

Comment les minéraux et oligoéléments m'apportent-ils du glow?

Calcium, phosphore, magnésium, sodium, zinc, manganèse, cuivre, fer, sélénium, iode, etc., composent la famille des minéraux et oligoéléments.

À quoi servent-ils? Ils entrent dans la structure de certaines vitamines et dans le fonctionnement de nos hormones. Ils sont utiles à la digestion, à la production de collagène, à la qualité de nos os, de nos dents et de nos défenses immunitaires. Par exemple, le fer transporte l'oxygène dans le sang et favorise la bonne oxygénation des cellules. Le zinc joue un rôle dans la fabrication d'élastine, qui donne à la peau son élasticité et sa fermeté. Il produit la kératine indispensable à une jolie peau, des cheveux et des ongles forts! À noter cependant que le zinc de source animale est mieux absorbé que le zinc de source végétale. C'est pour cette raison qu'on conseillera aux végétariens de faire des cures de zinc. Le sélénium stimule les défenses immunitaires, aide à réparer et minimise les dommages du soleil sur la peau. Les minéraux et oligoéléments nous donnent un vrai coup de boost lorsque nous nous sentons fatiguées, au ralenti, et que nous peinons à nous lever le matin. Ces symptômes peuvent d'ailleurs être significatifs d'un déficit en minéraux et oligoéléments!

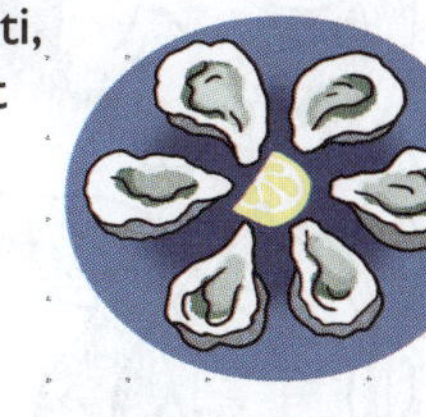

Où les trouver? Si vous aimez les produits de la mer comme les algues, les huîtres ou encore les fruits de mer, vous êtes sûre de bénéficier de ces nutriments essentiels au bon fonctionnement de notre organisme.

Je mange des aliments colorés pour leurs effets glowy

En médecine chinoise, les couleurs sont vues comme des énergies vibratoires, qui fonctionneraient en synergie avec certains organes. Les aliments jaunes agiraient sur l'estomac et la rate, les blancs sur les poumons et le gros intestin, les noirs sur les reins et la vessie, les verts sur le foie et la vésicule biliaire, et les rouges sur le cœur et l'intestin grêle. Varier les couleurs dans son assiette permettrait d'harmoniser et de tonifier ces 5 organes.

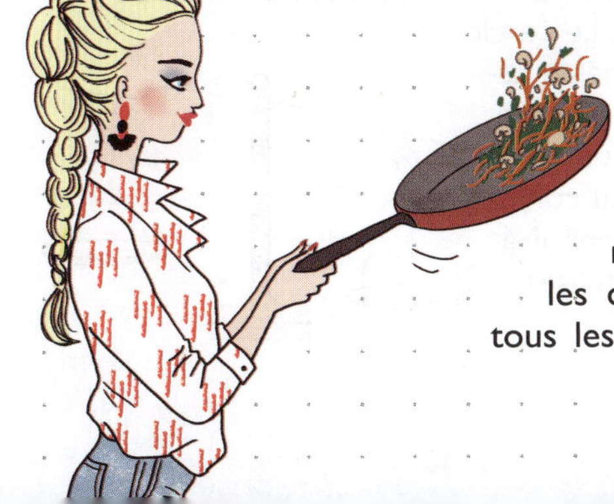

Ce n'est évidemment pas une science exacte; en revanche, ce qui est certain, c'est qu'il faut varier les couleurs de ses repas, pour profiter au mieux de tous les nutriments, oligoéléments, minéraux et vitamines!

Vous avez sûrement déjà entendu l'expression, «*Eat the rainbow!*». Alors, quelle couleur pour quel bienfait?

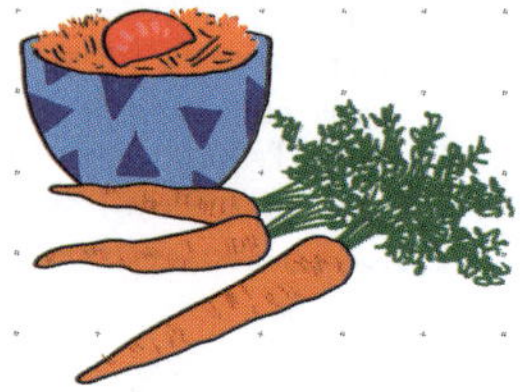

Aliments jaunes-orange-rouges (poivron, carotte, mandarine...)
Énergie solaire, un concentré de glow.
Riches en vitamine C, parfaite pour le tonus! Ce sont de très bons antioxydants, ils sont concentrés en bêta-carotène, précurseur de la vitamine A. Pour décupler leur efficacité, il faut les consommer avec des lipides. On n'oublie donc pas le filet d'huile d'olive sur ses carottes râpées!

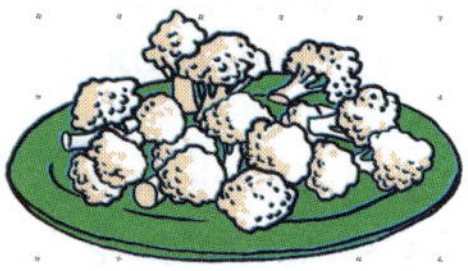

Aliments blancs (navet, fenouil, chou-fleur...)
Énergie de la terre.
Ils nous rassurent et sont doux pour l'intestin, notre deuxième cerveau. Ce sont des concentrés de minéraux et oligoéléments.

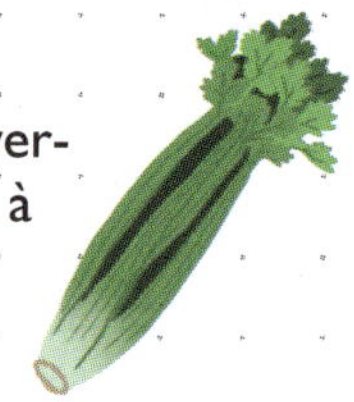

Aliments verts (épinards, kiwi, céleri...)
Énergie régénératrice.
La chlorophylle, responsable de cette couleur, permet aux végétaux de convertir l'énergie solaire en énergie chimique. Ce phénomène est assez semblable à notre hémoglobine qui transporte l'oxygène dans le sang. Ils sont gorgés de minéraux, d'oligoéléments et de fibres, ces dernières étant indispensables pour une bonne digestion.

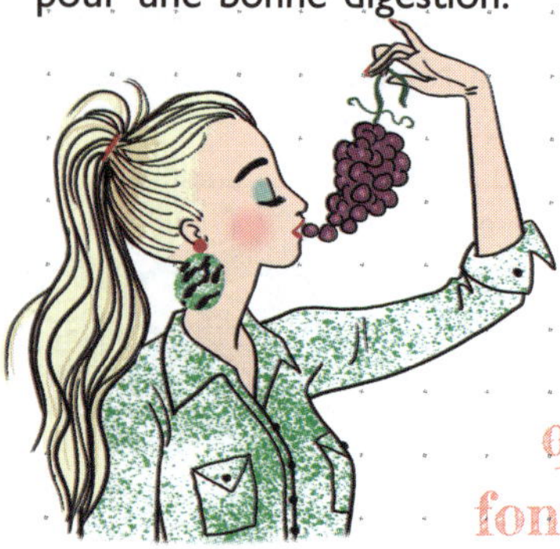

Aliments violets et noirs (figue, betterave, raisin...)
Énergie protectrice.
Ils prennent soin de nos cellules et, en tant qu'excellents antioxydants, les préservent du vieillissement prématuré.

Je trouve l'équilibre entre les aliments qui font du bien à mon corps et ceux qui font du bien à mon cœur

Objectif zéro frustration!

Il faut éviter de s'interdire des aliments, c'est encore plus anti-glow que de manger des aliments malsains : on est frustrée, on craque, on culpabilise, et on est malheureuse! Et pour se réconforter, on replonge dans le paquet de gâteaux. Le cercle vicieux est alors enclenché... C'est pourquoi les régimes drastiques, ceux qui excluent des familles d'aliments, ou encore les monodiètes, on oublie! On préférera toujours un bon rééquilibrage alimentaire, sans privation, qui apporte au corps tous les macronutriments et les micronutriments dont il a besoin, et on s'octroie de temps en temps des gourmandises moins healthy!

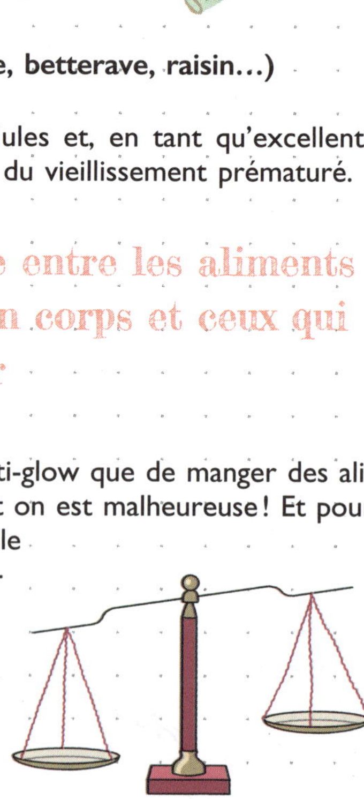

100 % indulgence et bienveillance

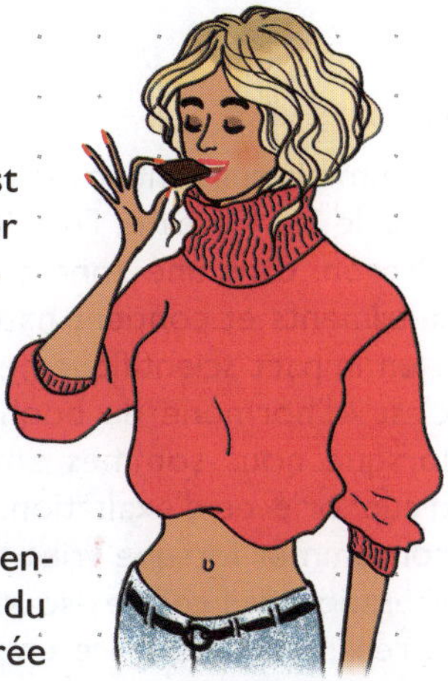

Pour rester glowy de l'intérieur, comme de l'extérieur, on est indulgente envers soi-même, et on se fait plaisir : on peut manger de tout, tant que cela reste en quantité raisonnable, et à fréquence raisonnable. L'idée est de trouver l'équilibre entre les aliments qui font du bien à l'organisme, et ceux qui font du bien au moral ! Le 80-20 est une bonne habitude alimentaire à adopter : 80 % du temps votre alimentation est healthy, et les 20 % restants, moins saine ! Concrètement ? On ne fait pas une croix sur notre rituel pizza du vendredi soir, notre brunch viennoiseries et pâte à tartiner du dimanche, ou encore le tiramisu du mardi, mais on les accompagne d'une alimentation saine et équilibrée le reste du temps.

Précisons aussi que plus vous allez manger sainement, et plus vous allez prendre goût à ce type d'alimentation. En effet, au fil du temps, vous apprécierez une peau plus nette, un corps plus tonique, plus énergique, un meilleur mood, et vous vous dirigerez plus naturellement vers des produits sains, car vous saurez inconsciemment qu'ils vous font du bien. Et puis, il est possible de se faire vraiment plaisir avec des produits sains et savoureux !

Je consomme des beautyfoods

Vous avez sûrement déjà entendu parler des superfoods (ou beautyfoods), ces aliments aux vertus exceptionnelles qui, en regorgeant de vitamines et minéraux, nous rendent plus énergiques, améliorent notre mood, et nous apportent énormément de glow ! Voici 8 super-aliments incroyablement glowful…

La spiruline

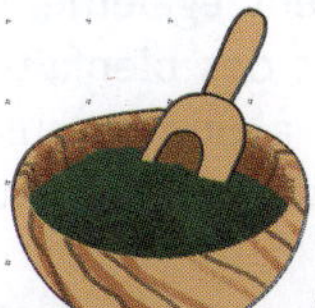

C'est l'un des plus anciens micro-organismes vivants connus de notre planète ! Il existe deux sortes de spiruline, une venant du Mexique et une autre du Tchad. Si vous êtes végétarienne ou végétalienne, cette algue va devenir votre meilleure amie, car elle contient une quantité incroyable de protéines et de vitamine B12 (cette dernière n'est cependant pas 100 % biodisponible et une supplémentation reste nécessaire). Très anti-inflammatoire et antioxydante, elle est riche en vitamines B3, B6, B9. Elle contient également des quantités intéressantes de fer, cuivre, magnésium et zinc, des minéraux connus pour combattre la fatigue et favoriser la récupération. Elle présente de bonnes quantités de sodium, phosphore, potassium, sélénium et manganèse, des éléments très utiles pour la santé globale de notre organisme. Certains empêchent la formation des radicaux libres, d'autres sont interactifs avec les globules rouges et quelques-uns boostent le système immunitaire.

Comment la consommer ? En poudre : on peut en saupoudrer 1 c. à s. sur son petit déjeuner, dans un yaourt, ou encore dans un smoothie. En cure, sous forme de gélules : une manière plus pratique et rapide de consommer la spiruline. Le petit + ? On s'épargne le goût pas très plaisant de cette algue !

La klamath

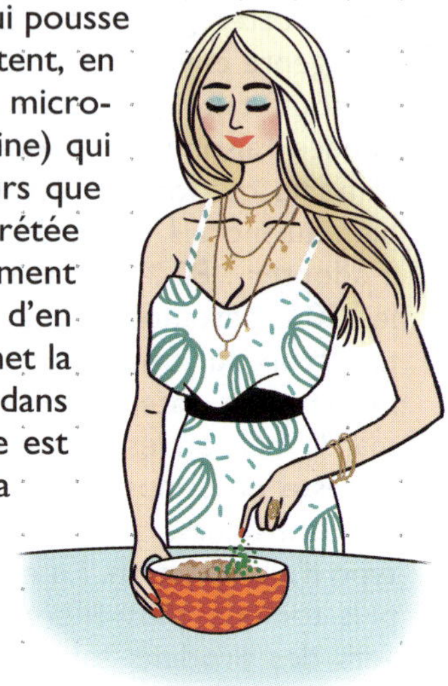

Comme la spiruline, c'est une cyanobactérie. Il s'agit d'une algue qui pousse dans le lac Klamath, l'un des lacs aux eaux les plus pures qui existent, en Oregon, dans une zone protégée. Elle est extrêmement riche en micronutriments et contient naturellement de la PEA (la phényléthylamine) qui a un impact scientifiquement prouvé sur l'humeur. On dit d'ailleurs que c'est «l'hormone du bonheur et de la passion», car elle est sécrétée lorsque nous sommes amoureux, ou que nous avons un sentiment d'euphorie et d'exaltation. Cela peut donc être très intéressant d'en consommer lorsque vous traversez une période difficile. Elle permet la libération des cellules-souches, qui jouent un rôle très important dans la réparation cellulaire en cas de blessure ou de cicatrisation. Elle est encore plus riche en vitamines, minéraux et oligoéléments que la spiruline, mais son goût est moins plaisant!

Comment la consommer? Comme la spiruline, en poudre dans vos yaourts, vos oatmeals et porridges, vos pâtisseries ou encore vos smoothies, mais il existe également des gélules à prendre en cure, qui vous épargnent ce goût d'algue prononcé.

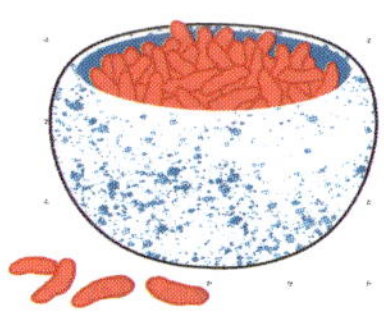

Les baies de goji

En Chine, on consomme les baies de goji depuis plus de 2 000 ans. Selon la médecine traditionnelle chinoise, ce fruit a la propriété de «nourrir les reins et le foie», «d'humidifier le poumon» et de «supplémenter le yin». Ces petites baies rouges font partie de la même famille que la tomate, la pomme de terre, le piment et l'aubergine mais elles contiennent deux fois plus de vitamine C que l'orange et de bêta-carotène que la carotte. Elles apportent également plus de protéines que le blé et presque autant de calcium que le lait. Elles ont des bienfaits exceptionnels sur le système immunitaire et la circulation sanguine. Grâce à une valeur antioxydante élevée, les baies de goji permettent de limiter le vieillissement des cellules et de diminuer le stress.

Petit conseil : préférez les baies de goji bio, qui contiennent plus de vitamines et sont plus écologiques.

Comment les consommer? On peut en prendre une grosse cuillerée à soupe par jour, en les ajoutant à son granola, ou encore en les mixant dans son smoothie!

Le kéfir

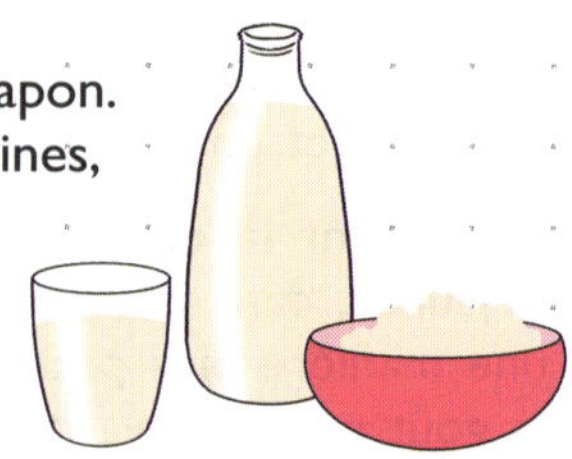

Le kéfir que l'on trouve aujourd'hui vient surtout du Tibet et du Japon. Il s'agit d'un aliment à base de lait fermenté, qui fournit des protéines, vitamines, minéraux et oligoéléments assimilables. Il est spécialement riche en vitamines B1 et B2, en calcium, en acide folique, en magnésium et en vitamine A. Grâce à sa fermentation, le kéfir prévient la baisse du système immunitaire en renforçant les cellules, et assimile les nutriments dans le corps. Il est considéré comme un probiotique car il apporte des bactéries et levures utiles à la digestion et au bon fonctionnement de l'organisme. Il soulage ainsi le corps de certains désordres intestinaux.

Comment le consommer? On trouve des yaourts et du lait «kéfir» dans la plupart des magasins bio. On peut ainsi le consommer le matin avec du granola, en yaourt après le repas, ou encore dans un milk-shake.

Les baies d'açaï

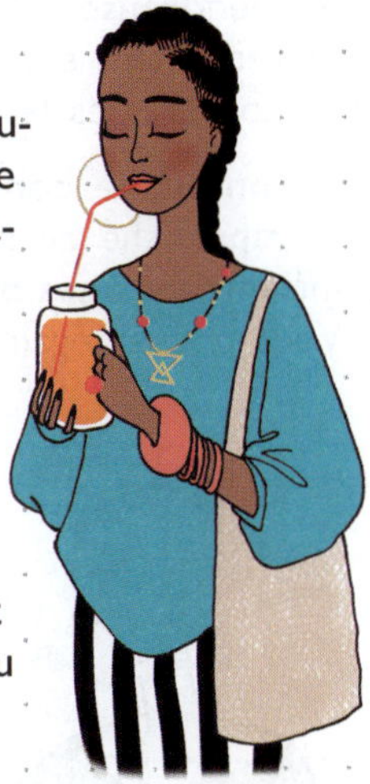

Depuis des centaines d'années, les baies d'açaï sont cultivées par les populations amazoniennes du Brésil. On les trouve principalement en Amérique latine. C'est un fruit qui pousse sur les palmiers dans les zones marécageuses. Les baies d'açaï contiennent de très riches nutriments, comme des oméga-9 et des oméga-6. C'est un aliment très antioxydant, il serait d'ailleurs le fruit comportant le plus grand nombre de vitamines : B1, B2, B3, C et E.

Comment les consommer? On retrouve les baies d'açaï sous plusieurs formes : fruit, boisson énergétique, confiture, comprimés, poudre... Consommer le fruit frais est évidemment la meilleure manière, cependant on peut aussi l'inclure sous d'autres formes dans des smoothies bowls, ou en saupoudrer sur notre petit déjeuner.

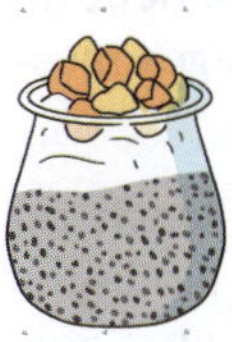

Les graines de chia

Plante originaire du Mexique, le chia était cultivé par les Aztèques pour ses capacités à accroître l'énergie, l'endurance et les capacités intellectuelles. Ces petites graines, qui ont la particularité de gonfler au contact d'un liquide, possèdent deux fois plus de protéines que les autres graines. D'ailleurs, le chia est parfait pour les personnes qui souffrent de troubles intestinaux parce qu'il est très riche en fibres alimentaires. La graine de chia est aussi très riche en lipides : moulue, elle contient autant d'oméga-3 que le saumon.

Comment les consommer? Ajoutez 1 c. à s. dans votre porridge du matin ou dans votre smoothie!

Ma recette de confiture healthy délice aux fruits rouges et graines de chia

Ingrédients :

- 200 g de fruits bio congelés (je prends un mélange de fruits rouges)
- 1 c. à s. de graines de chia bio
- 2 ou 3 c. à s. de sucre de coco (à votre convenance)

Faites chauffer les fruits décongelés dans une casserole.
À ébullition, ajoutez le sucre et remuez. Vous pouvez également écraser plus ou moins les fruits (et même mixer la préparation à la fin si vous désirez une texture plus lisse).
Baissez un peu, intégrez les graines de chia, remuez, et laissez encore cuire 5 min.
Retirez la casserole du feu, et laissez les graines de chia gonfler 30 min dans la casserole.
Versez la préparation dans un bocal en verre. Vous pouvez conserver la confiture healthy pendant 1 semaine au réfrigérateur... Si vous résistez à l'envie de tout manger en 3 jours!

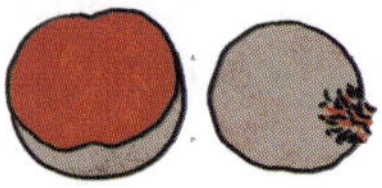

Le maca

C'est une plante, un tubercule originaire du Pérou qui pousse à plus de 3 500 mètres d'altitude. Elle subit un processus de séchage naturel, au soleil, afin de préserver tous ses bienfaits. Elle est géniale si vous avez des troubles hormonaux ! Les hormones ont un impact très important sur votre peau, vos humeurs, la stabilisation de votre poids et tant d'autres choses. Elle aide beaucoup les femmes en ménopause et a une influence bénéfique sur la fertilité et la libido. C'est aussi une plante extrêmement stimulante et énergisante. Le maca améliore également la récupération chez les sportifs, les femmes enceintes ou celles qui viennent d'accoucher.

Comment le consommer ? La poudre de maca possède une saveur douce et légère qui se rapproche de la noisette et du caramel. Il est alors très facile de la consommer en la mélangeant à ses boissons, que ce soit des smoothies, des jus, ou tout simplement de l'eau ! Vous pouvez également le prendre sous forme de gélules, en cure.

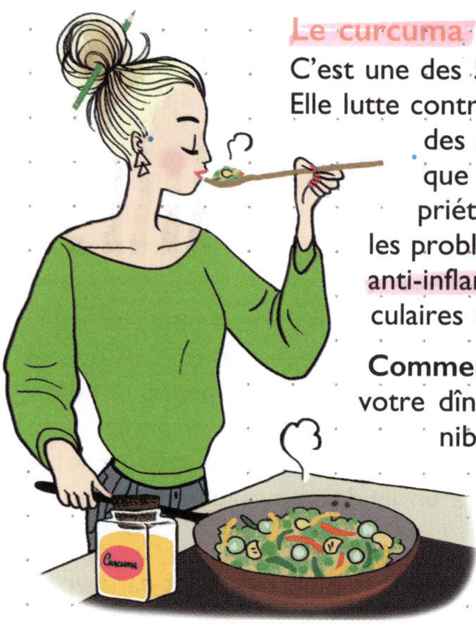

Le curcuma

C'est une des 5 plantes médicinales les plus antioxydantes au monde ! Elle lutte contre le vieillissement en protégeant l'organisme et la peau des radicaux libres. Cette épice jaune est de la même famille que le gingembre, et est très connue en Asie pour ses propriétés anti-cancer, bénéfiques sur le système immunitaire, les problèmes cardio-vasculaires et digestifs. C'est également un anti-inflammatoire très efficace, et il diminue les dommages musculaires causés par l'entraînement intense.

Comment le consommer ? En l'ajoutant dans votre lunch ou votre dîner. Si vous l'achetez en poudre, il n'est pas biodisponible, il faut donc absolument l'associer à du poivre noir pour améliorer son assimilation par l'organisme. Il est très liposoluble, c'est-à-dire qu'il se dissout dans les graisses, vous pouvez par exemple le marier à de l'huile de coco.

Je prends soin de mon microbiote intestinal

Le corps humain héberge des milliers de milliards de micro-organismes tels que les bactéries, les virus ou les moisissures. C'est cet écosystème que l'on appelle microbiote. Même si leur nom n'est pas très glowy, 90 % des bactéries jouent un rôle bénéfique, en permettant de libérer l'énergie issue des aliments que nous consommons. En effet, les bactéries intestinales décomposent les molécules complexes et débloquent les nutriments essentiels à notre corps. Le microbiote participe alors directement au glow, c'est pourquoi en prendre soin vous permettra d'être encore plus rayonnante !

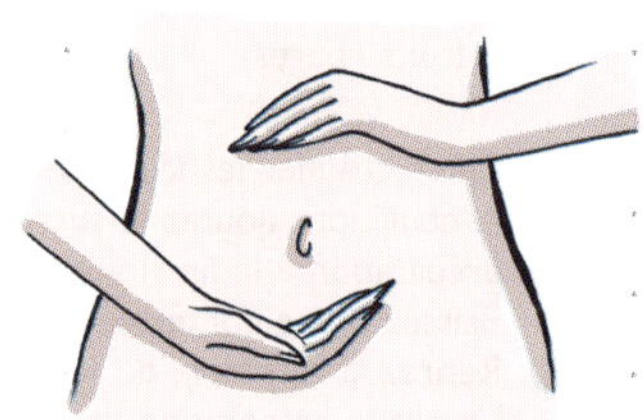

Je prends de bonnes habitudes

Je fais attention aux intolérances alimentaires. Les plus fréquentes sont dues au gluten, présent dans le blé, qui n'est malheureusement plus d'une aussi bonne qualité qu'il y a quelques dizaines d'années, au lactose et à la caséine présents dans le lait.

Je prends garde aux aliments qui se digèrent difficilement, ou qui fermentent une fois dans le côlon, provoquant des douleurs désagréables, notamment les aliments trop acides, trop épicés, trop gras, mal cuits ou crus... On pense à l'oignon et l'ail crus, la charcuterie, la friture, les épices, les fruits secs.

Les légumineuses sont difficiles à digérer et peuvent provoquer des ballonnements. Pour éviter ce désagrément, faites-les tremper 30 min avant de les cuire !

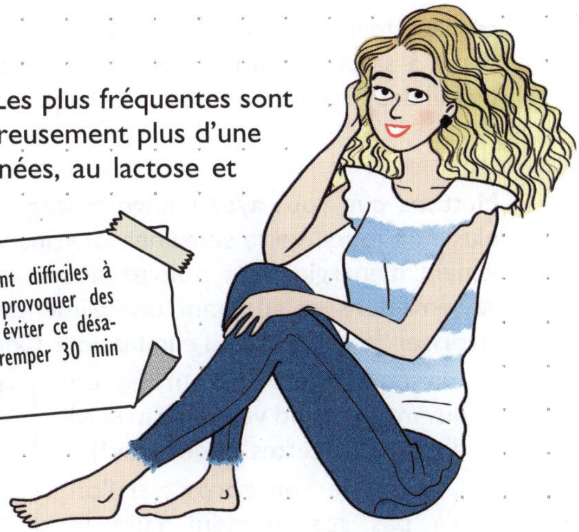

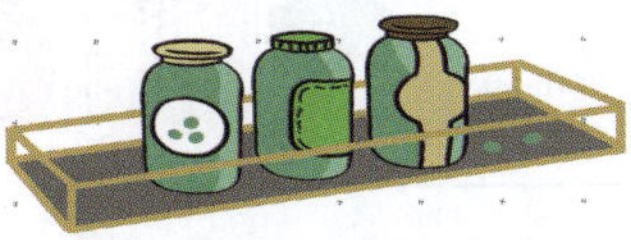

Je fais des cures de probiotiques pour réensemencer ma flore intestinale de bactéries bienfaisantes. On les trouve en pharmacie, elles se conservent souvent au réfrigérateur.

Je m'initie au jeûne intermittent. L'idée est de laisser assez de temps à votre intestin de se nettoyer totalement afin qu'il ne soit pas constamment en digestion. Les ballonnements sont réduits et la digestion améliorée de façon générale. Le jeûne intermittent le plus populaire est le 16:8, ce qui signifie que vous prenez vos repas dans une fenêtre de 8 heures, et que vous jeûnez les 16 heures restantes. Vous restez en mesure de manger sainement et surtout à votre faim, mais dans un laps de temps plus court ! À vous de trouver les horaires qui correspondent à vos besoins et vos envies. Si vous préférez ne pas manger le matin, vous pouvez prendre votre premier repas à midi et arrêter de manger à 20 heures. Si en revanche vous faites partie de la team « je meurs de faim au réveil », vous pouvez commencer à manger à 9 heures et démarrer le jeûne à 17 heures.

Combien de temps faut-il pratiquer le jeûne intermittent ? Il n'y a pas de règle, 2 semaines, 2 mois ou encore 2 ans, c'est comme vous le sentez. Écoutez votre corps et ses besoins.

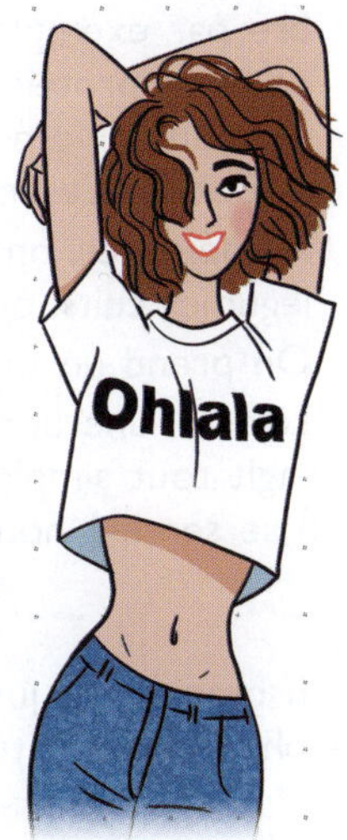

Je fais une détox pour restaurer mon glow

La détox, pourquoi c'est glowy ?

La détox est un processus naturel du corps. Les organes se détoxifient eux-mêmes : le foie nettoie le sang en séparant les éléments utiles et toxiques, et envoie ces derniers aux reins, qui les évacuent dans les urines. D'où l'importance de boire assez d'eau, pour éliminer correctement ce dont le corps a besoin de se débarrasser. Aucun aliment ne détoxifie le corps à sa place. En revanche, l'alimentation peut accompagner le processus en facilitant le travail des organes émonctoires. La priorité est d'alléger la digestion, surtout après des excès.

En pratique?

Mettons que vous ayez mangé trop gras, ou trop sucré, en trop grande quantité, pendant plusieurs jours, voire semaines. Si vous vous sentez très lourde, et que vous manquez cruellement d'énergie, vous pouvez laisser votre digestion se reposer un peu et se remettre de ses émotions en adoptant une alimentation très digeste, avec des aliments drainants, pour favoriser le processus d'élimination. Concrètement?

- On commence sa journée en buvant un grand verre d'eau suivi d'un jus (recettes ci-dessous!).
- On écoute son corps : si l'on n'a pas spécialement faim le matin, on ne se force pas, mais si notre estomac gargouille, on ne le prive pas! On choisit alors un petit déjeuner facile à digérer, un smoothie complet et équilibré par exemple, avec des fruits, du lait végétal et même 1 c. à s. de purée d'amandes pour les protéines et les lipides, sans oublier un superfood comme les baies de goji dont on ajoute 1 c. à s. pour bénéficier de leurs vitamines et action antioxydante. Pourquoi le smoothie? Les ingrédients étant déjà mixés, on mâche littéralement le travail à la digestion!
- Au déjeuner, on évite les crudités car elles sont beaucoup plus difficiles à digérer que des légumes cuits, on privilégie une viande maigre ou un poisson, voire des repas végétariens.
- On prend un thé vert ou une infusion, par exemple à la bardane dans l'après-midi.
- Le soir, une bonne soupe de légumes maison.

Mes jus détox

Mon jus détox orange : 2 carottes, 1 pomme, 1 morceau de gingembre (environ 20 g), 1 citron jaune.

Mon jus détox vert : 5 tranches d'ananas, 2 branches de céleri, 1/3 de concombre, 20 feuilles d'épinards, 1 citron vert.

Mon jus détox rouge : 2 carottes, 1 pomme, 2 betteraves cuites, 1 citron vert.

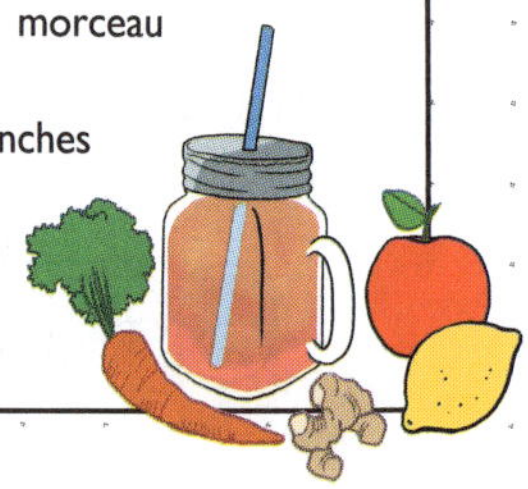

Il s'agit tout simplement de manger plus léger, pour soulager sa digestion, jusqu'à ce que l'on se sente à nouveau énergique et glowy!

Je mise sur des aliments très digestes

Consommer des jus verts, des soupes maison et des légumes vapeur favorise ce phénomène naturel de détoxification.

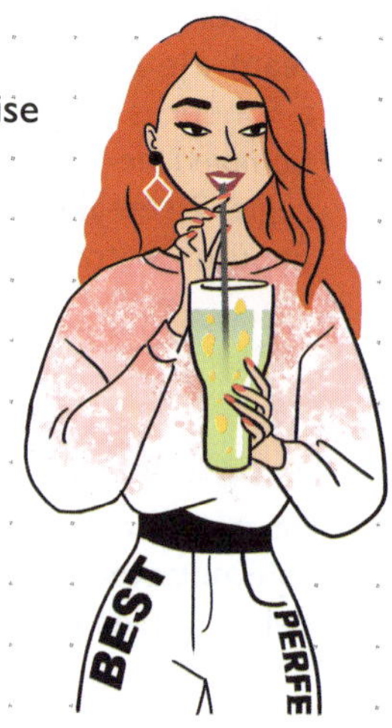

Je consomme des aliments drainants

Consommer des aliments drainants va stimuler notre organisme et nous permettre d'éliminer les déchets dans les urines, mais également d'accélérer le transit intestinal.

Mon top 4 des plantes dépuratives et diurétiques

- **Le pissenlit :** drainant, décongestionnant, détoxifiant, il permet une meilleure circulation des énergies dans le corps. En infusion : 4 à 10 g de feuilles séchées dans 15 cl d'eau, jusqu'à 3 fois par jour.

- **Le thé vert :** en plus d'être diurétique, il est extrêmement antioxydant. On fait infuser 2 g de thé pour 10 cl d'eau, pas plus de 2 min ! Évitez de le boire pendant les repas car il empêche une bonne assimilation du fer dans l'organisme. Prenez votre tasse de thé vert à 2 h des repas.
- **L'ortie :** en plus de ses qualités dépuratives, qui aident à éliminer, elle permet de reminéraliser l'organisme, redonnant ainsi un coup de glow à notre corps ! Faites bouillir 3-5 min les feuilles d'ortie (1 c. à s. de feuilles par tasse d'eau) dans l'eau frémissante. Laissez ensuite infuser 10 min après avoir coupé le feu. Filtrez. À boire jusqu'à 3 fois par jour, en dehors des repas. Le petit + ? Non seulement elle facilite l'absorption du fer, mais elle aide également celui-ci à se fixer sur l'hémoglobine des globules rouges.
- **La bardane :** une des plantes les plus connues en médecine orientale et très utilisée en Europe pour ses vertus diurétiques et dépuratives. À consommer en infusion, 3 à 6 g par tasse (environ 25 cl d'eau), jusqu'à 3 fois par jour.

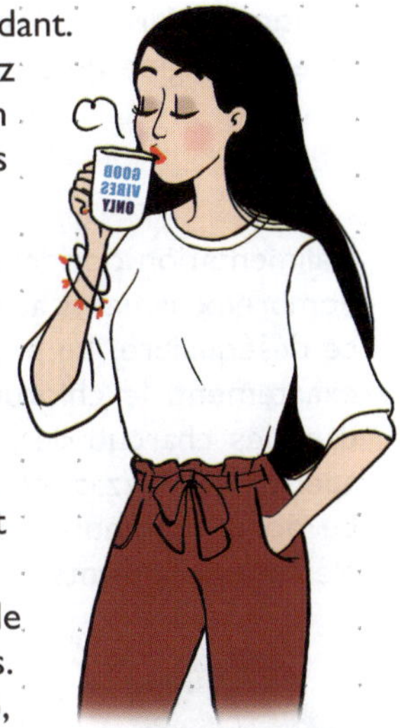

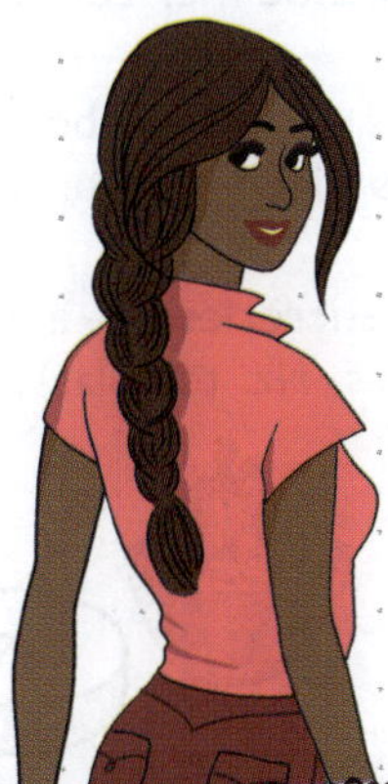

J'aide mon corps à maintenir son équilibre acido-basique

Pour que notre organisme puisse bien fonctionner, il doit bénéficier d'un pH équilibré, c'est-à-dire neutre, ni trop acide, ni trop alcalin (aussi appelé basique). Le pH se calcule sur une échelle allant de 0 (acide) à 14 (basique). Le pH sanguin de notre corps est à environ 7,40. Les aliments que l'on consomme sont plus ou moins acidifiants ou alcalinisants. Donc, pour maintenir le pH optimal pour notre corps, il faut veiller à consommer des aliments acidifiants et des aliments alcalinisants.

Acide VS acidifiant...
Attention, le goût acide n'a rien à voir avec l'acidité de l'aliment. Le meilleur exemple, c'est le citron : il n'y a pas plus acide au goût et pourtant, dans le corps, il a un pouvoir alcalinisant.

Pourquoi un excès d'acidité est-il mauvais pour l'organisme ?

Grâce à un système d'autorégulation, le corps s'efforce toujours de maintenir un équilibre acido-basique. Il élimine les acides volatils par les poumons (une raison de plus de pratiquer une activité physique !) et les acides non volatils par les reins. Cependant, lorsque le déséquilibre est trop grand, le corps ne parvient plus à se réguler, et cela peut engendrer à terme des problèmes de santé : le corps va puiser dans la seule réserve alcaline disponible pour neutraliser les charges acides, à savoir nos os ! Et cela va alors engendrer une perte de certains sels minéraux super importants contenus dans les os, notamment le calcium et le magnésium. Cette carence en calcium favorise l'ostéoporose. Et la perte de magnésium et d'autres minéraux entraîne

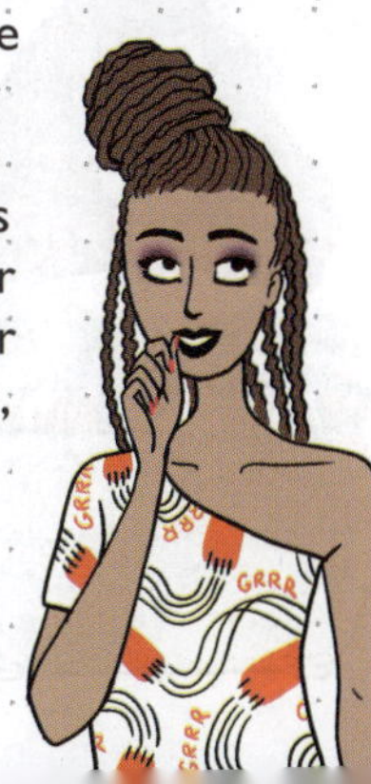

la fatigue. Mais ce n'est pas tout! Le sel en trop grande quantité dans notre organisme peut être à l'origine de tension artérielle.

En quoi notre alimentation peut-elle causer un déséquilibre?

> Pour remplacer le sel, il existe un autre exhausteur de goût qui, lui, est alcalinisant : le citron! Pensez à agrémenter vos plats de citron jaune ou vert, vous ajouterez moins de sel!

L'alimentation occidentale moderne est constituée de nombreux aliments acidifiants et contribue à accentuer ce déséquilibre. Le principal responsable? Le sel (plus exactement, le chlorure de sodium). On le retrouve dans les charcuteries, le pain, le fromage, les biscuits apéritif, les pizzas, et de manière générale tous les produits transformés industriellement. Le point commun à tous ces aliments? Ils sont riches en graisses et en sucre, d'autres éléments acidifiants!

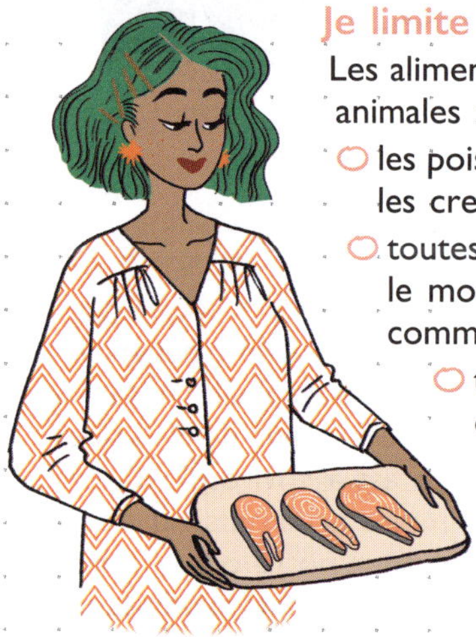

Je limite les aliments très acidifiants

Les aliments très acidifiants sont principalement ceux à base de protéines animales :

- les poissons gras tels que le saumon, ainsi que les fruits de mer comme les crevettes;
- toutes les viandes, en particulier les viandes rouges comme le bœuf, le mouton, l'agneau, le cheval, mais aussi certaines viandes blanches comme le porc et le lapin;
- tous les sucres raffinés (pâtisseries, gâteaux, sucreries...), ainsi que les céréales raffinées (semoule, pain, pâtes, riz, tortillas);
- les yaourts et fromages, notamment le camembert et le cheddar;
- certaines légumineuses comme les pois chiches, les haricots rouges et blancs;
- le café, les sodas et l'alcool, et plus particulièrement la bière!

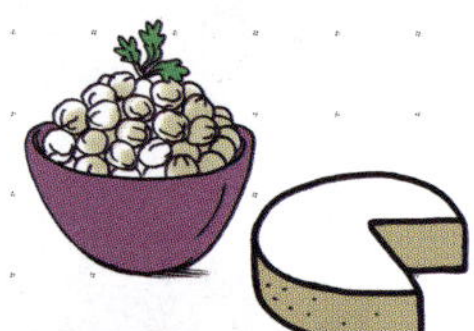

Il ne s'agit pas de supprimer les aliments acides de notre alimentation, éventuellement de les limiter, mais surtout de les contrebalancer avec des aliments alcalins.

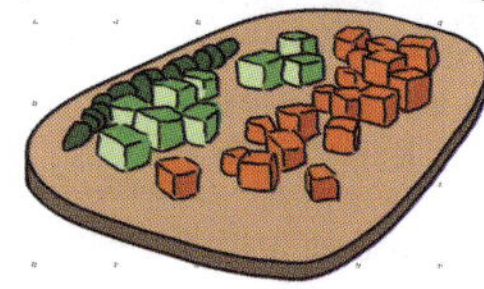

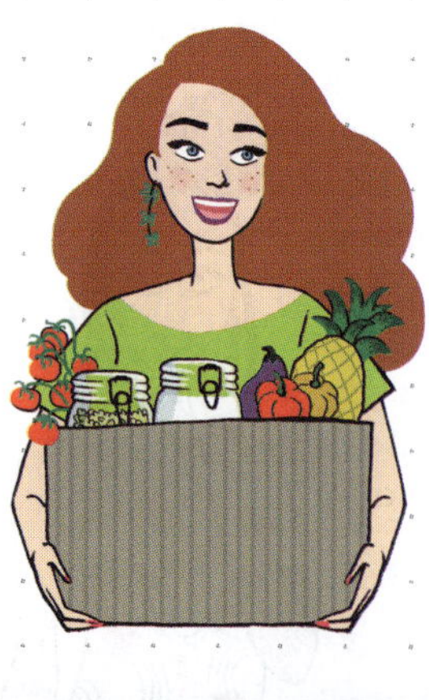

Je privilégie les aliments alcalins

Il n'y a pas de consensus concernant la classification des aliments. Si vous effectuez des recherches approfondies, vous trouverez quelques variations. Toutefois, on peut considérer que la plupart des fruits et des légumes sont alcalinisants. À l'exception de la tomate, des épinards et des pois verts qui sont légèrement acidifiants. Il faut cependant faire attention aux fruits pas encore mûrs : moins ils sont mûrs, plus ils sont acidifiants. En revanche, lorsqu'ils sont séchés, ils sont très alcalinisants. Les pesticides sont un facteur d'acidité, il est donc conseillé de choisir des fruits et légumes bio ! Les amandes et les noix sont également alcalines.

Comment rétablir l'équilibre acido-basique ?

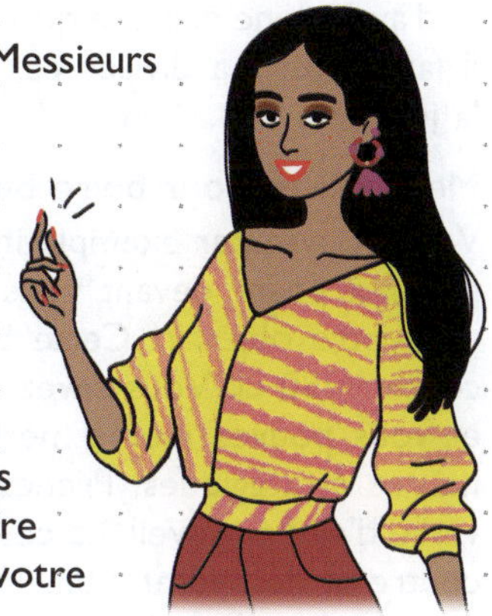

- Réduisez votre consommation de sel et de sucre raffiné : Messieurs Acides par excellence !
- Évitez les sodas, le café, l'alcool et la nicotine, agents acidifiants.
- Privilégiez les fruits et légumes bio pour éviter les pesticides.
- Pratiquez une activité physique qui favorise la ventilation pulmonaire et l'élimination des acides.
- Buvez au moins 1,5 litre d'eau par jour pour éliminer le trop-plein d'acidité par les reins.
- Variez vos repas et équilibrez vos assiettes en ajoutant quelques légumes ! Concrètement, ajoutez une portion de fruits à votre petit déjeuner et à votre goûter, et une portion de légumes à votre déjeuner et à votre dîner.

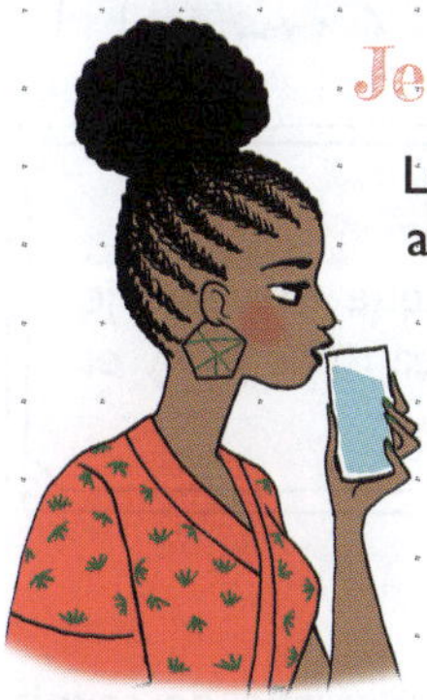

Je bois du glow

Le corps humain est essentiellement constitué d'eau, environ 60 % pour les adultes. C'est même la composante principale de certains organes : de la peau à 70 % environ ou du cerveau à 80 %, tout comme le sang et les poumons. Pas étonnant donc que boire 2 litres d'eau par jour puisse apporter un glow incroyable à votre corps, votre peau et votre mood ! Chaque jour, le corps humain élimine environ 2,5 litres d'eau à travers l'urine (évidemment !), la respiration (oui, oui !), la sueur (même lorsque nous ne pratiquons pas d'activité physique !), etc. Il faut donc veiller à remplacer toute perte par la boisson et l'alimentation. Cette dernière nous apporte environ 1 litre d'eau, notamment grâce aux légumes et aux fruits qui en sont gorgés. Par exemple, une courgette, une tomate ou un concombre sont composés à 95 % d'eau, une banane, un abricot ou un avocat entre 70 % et 80 % ! Il y en a également dans les protéines, et les céréales dont le blé, mais en moindres quantités. D'où l'importance de consommer des fruits et légumes tous les jours. Cependant, l'eau apportée par l'alimentation ne suffit pas, et il faut compléter avec 1,5 à 2 litres d'eau, afin de compenser l'élimination naturelle.

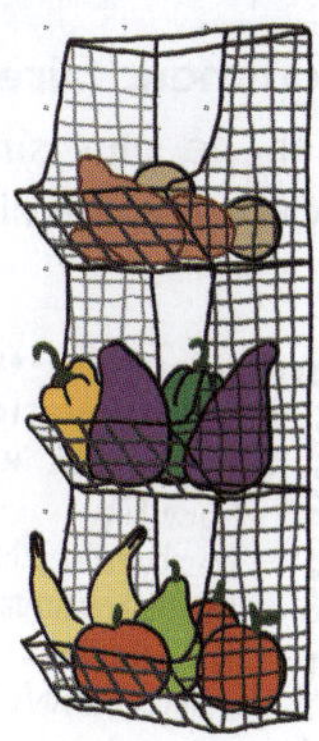

« Le problème, c'est que si je bois autant d'eau, je dois constamment aller aux toilettes ! » Et c'est le but ! C'est très sain d'aller régulièrement éliminer les toxines par l'urine. N'oublions pas que la peau est un organe émonctoire, et que si les déchets ne sont pas éliminés en tirant la chasse d'eau, ils le seront par les pores de notre peau !

Comment parvenir à ingérer autant d'eau dans ma journée ?

Notez qu'il est important de répartir ces 2 litres d'eau tout au long de la journée, pour ne pas se retrouver à 18 heures à se dire : « Mince, j'ai oublié de boire de l'eau aujourd'hui », et d'avaler une énorme quantité d'un trait (ce serait dangereux pour la santé de nos organes) ! Il faut réussir à diviser ces 2 litres de manière équitable entre les différents moments de la journée.

Mes astuces pour boire beaucoup d'eau !

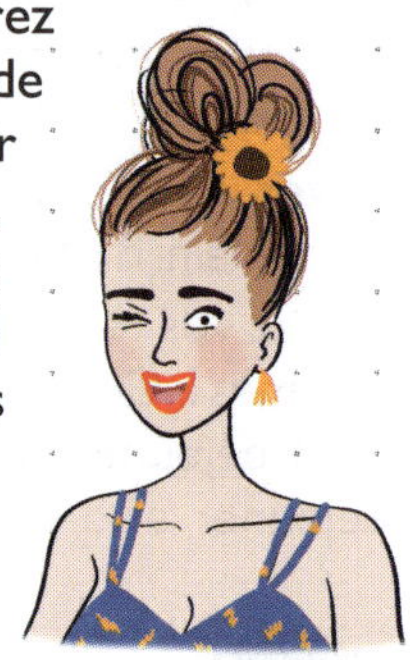

Vous pouvez par exemple investir dans une jolie gourde que vous prendrez plaisir à poser devant vous, sur votre bureau, et ainsi ne pas perdre de vue votre objectif ! Cette bouteille réutilisable doit dans l'idéal pouvoir contenir 50 cl. Vous savez alors que vous devez la remplir 3 ou 4 fois, et vous pouvez même mettre une alarme sur votre smartphone à des heures stratégiques. Prenez l'habitude de boire l'équivalent d'un grand verre d'eau au réveil. Le corps en a été privé toute la nuit et il lutte alors contre la déshydratation. Vous pouvez ensuite remplir votre bouteille pour la deuxième fois juste avant le déjeuner, puis avant le goûter et le soir, avant le dîner. En somme, vous mangez 3 ou 4 fois par jour, et avant cela, vous remplissez votre gourde ! Simple, non ?

Témoignage de Capucine, 22 ans : les applications tracker d'hydratation

« J'ai téléchargé une application qui m'envoie des notifications à chaque fois que je dois boire un verre d'eau. Depuis, je réussis à boire mes 2 litres d'eau par jour, et je vois une nette amélioration sur la qualité de ma peau. »

Et si je n'aime pas le goût de l'eau ?

Certaines eaux ont un goût plus prononcé que d'autres, testez-en plusieurs afin de savoir laquelle vous convient le mieux. Cependant, vous pouvez tout à fait rendre votre eau un peu plus savoureuse, en y faisant infuser des fruits ou des légumes !

Comment faire ?

Rien de plus simple, vous n'avez même pas à faire chauffer l'eau comme pour votre thé ! Coupez vos fruits et légumes en morceaux ou rondelles, et laissez-les tremper pendant une trentaine de minutes dans l'eau avant de boire.

Le petit + ? une fois que vous aurez terminé de boire, vous aurez la satisfaction de manger une petite framboise, une tranche de concombre ou une myrtille ! Préférez évidemment des fruits et légumes frais, de saison et bio.

Mes associations de fruits chouchou pour détox water

- Fraise/kiwi
- Framboise/menthe
- Concombre/citron jaune
- Fraise/basilic
- Pamplemousse/citron vert

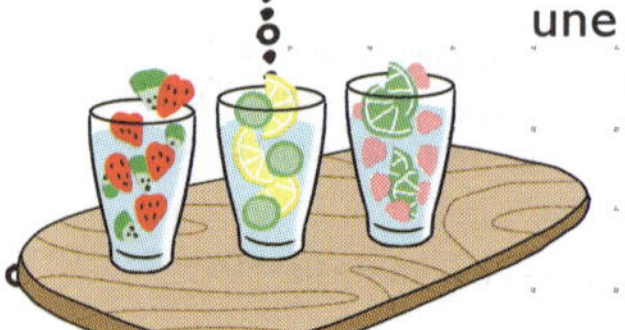

Les boissons super glow

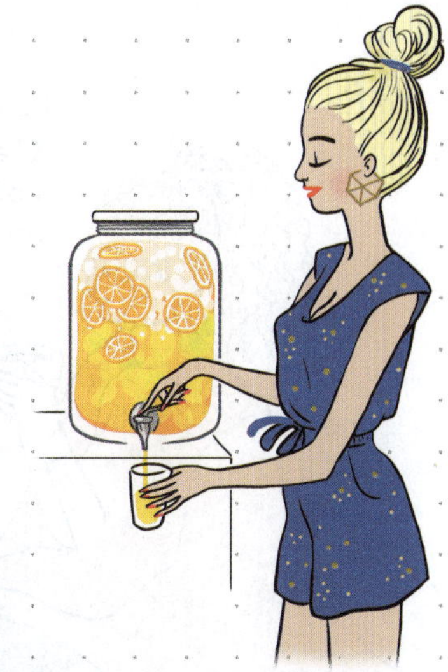

Impossible de faire l'impasse sur trois boissons incontournables dans le glow style. On pourrait croire qu'elles sont un phénomène de mode, mais si elles sont tendance, elles n'en sont pas moins efficaces.

Le jus de céleri-branche, pour la peau

Le jus de céleri a fait ses preuves pour de nombreux problèmes de peau, notamment l'eczéma. Ses feuilles sont riches en vitamine A ; quant aux tiges, elles sont d'excellentes sources de vitamines B1, B2, B6 et C, ainsi que de potassium, folate, calcium, magnésium, fer, phosphore, sodium, et de nombreux acides aminés essentiels. En plus, le sodium, responsable du goût salé du céleri, n'est pas mauvais pour la santé, c'est même un minéral essentiel pour le corps. Pour ne pas modifier sa structure unique, il est recommandé de le consommer à jeun, sans qu'il entre en contact avec du citron ou d'autres aliments. C'est aussi la raison pour laquelle on ne le consomme pas avec ses fibres, elles empêchent la libération et l'assimilation de ses sels minéraux uniques. C'est donc le seul légume que je recommande personnellement de consommer sous forme de jus !

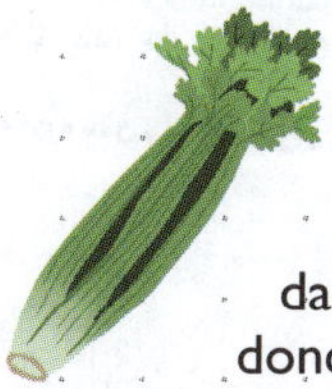

Comment le choisir et le conserver ?

À l'achat, privilégiez les spécimens les plus verts, pas trop foncés non plus. Assurez-vous que les tiges du céleri sont bien fermes et charnues. Au réfrigérateur, conservez le céleri enveloppé dans un sac plastique ou dans une boîte de conservation. Il a tendance à se flétrir assez vite, il faut donc éviter de le laisser trop longtemps à température ambiante.

Comment le préparer ?

La centrifugeuse est le meilleur outil pour extraire le jus du céleri très facilement et rapidement. Si vous n'avez qu'un blender, ça fonctionne quand même : après avoir mixé 5 à 8 branches, versez le smoothie sur un torchon tendu au-dessus d'un bol. Pressez le linge pour extraire le jus dans le récipient, vous filtrez ainsi les fibres, qui restent à l'intérieur du chiffon. Le jus (de céleri comme de n'importe quel autre fruit ou légume) perd ses vitamines et autres bienfaits quelques minutes seulement après extraction du jus, inutile donc de le préparer à l'avance, de chercher à le conserver ou de l'acheter déjà tout prêt en supermarché, même bio !

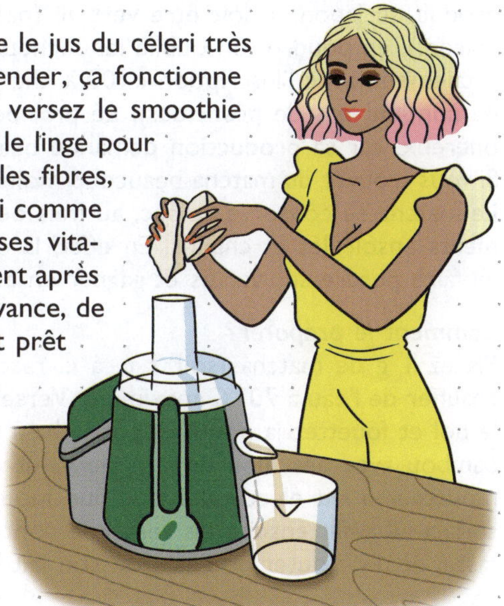

Comment le consommer ?

Pour profiter de ses bienfaits, il faut consommer au moins 30 cl de pur jus de céleri, à jeun, tous les matins pendant au moins 1 mois. Il faut le boire dans les 15 minutes après avoir extrait le jus.

Le matcha, pour l'énergie

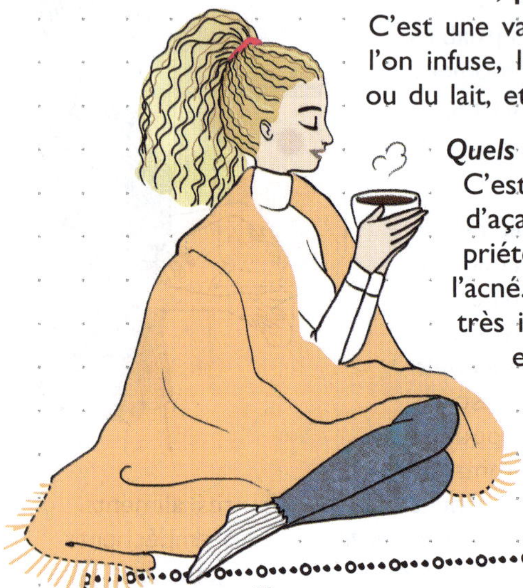

C'est une variété de thé vert japonais. À la différence du thé que l'on infuse, le matcha est une poudre que l'on mélange à de l'eau ou du lait, et que l'on consomme dans sa totalité.

Quels sont ses bienfaits?

C'est un puissant antioxydant, plus antioxydant que les baies d'açaï, les baies de goji et les myrtilles réunies! Ses propriétés anti-inflammatoires aident également à lutter contre l'acné. Vrai allié de la mémoire et de la concentration, il est très intéressant en période d'examens. Le matcha est riche en micronutriments essentiels (zinc, fer, potassium, vitamines, etc.) et booste le métabolisme en facilitant la digestion. Alcalinisant, il aide le corps à maintenir l'équilibre acido-basique. Il renforce également le système immunitaire.

Matcha vs café

Le matcha est un excellent substitut au café. Comme ce dernier, il contient de la caféine, qui est un stimulant, mais également de la L-théanine, des molécules qui stimulent les ondes du cerveau et nous permettent de rester à la fois calme et concentrée. Grâce à cet équilibre unique, le matcha réveille sans énerver, et apaise sans endormir. À la différence du café qui fournit de l'énergie en effet boomerang, le matcha distribue l'énergie de manière plus graduelle, pendant 6 heures, sans les effets secondaires du café tels que l'hypertension ou la nervosité.

Comment le choisir et le conserver?

Plusieurs critères permettent de reconnaître un matcha de qualité : un vrai matcha est produit au Japon, il doit être vert vif (pas kaki) et peu amer (il ne doit pas vous faire grimacer!), en poudre (on oublie les sachets) et vendu dans une boîte opaque qui se referme totalement, avec l'inscription « 100 % thé vert » et une certification bio (pour s'assurer qu'il ne contient pas de pesticides). Le prix peut également vous orienter : un vrai matcha est onéreux, car sa production demande beaucoup de travail. Il coûte environ 30 € les 30 g. Si vous trouvez du matcha beaucoup moins cher, vous pouvez être sûre qu'il s'agit d'un faux! Le matcha se conserve au sec, au frais ou à température ambiante, en évitant les emplacements ensoleillés et chauds. En effet, la chaleur, l'humidité et la lumière peuvent l'oxyder, lui faire perdre ses vertus et gagner en amertume!

Comment le préparer?

Placez 1 g de matcha (soit 1 c. à c. rase) dans un bol. Faites chauffer de l'eau à 70 °C maximum. Versez un peu d'eau dans le bol et fouettez la poudre de matcha à l'aide d'un fouet en bambou avec des mouvements de va-et-vient, ou utilisez un mousseur à lait électrique. Une fine mousse va se former en surface. Il suffit ensuite de verser le contenu du bol dans une tasse, et d'y ajouter de l'eau, ou son lait végétal préféré. C'est

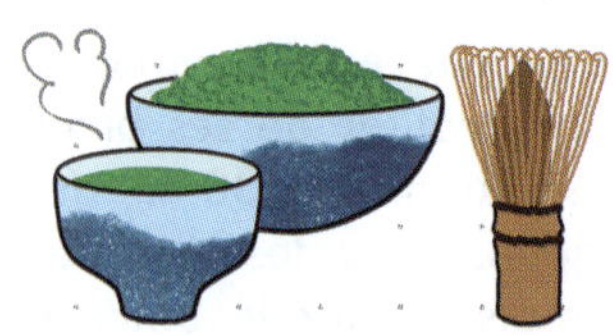

le lait d'avoine qui se marie le mieux avec le matcha. Il est également possible de servir le matcha en boisson fraîche, avec des glaçons, ou encore de l'utiliser dans des pâtisseries ou des smoothies.

Le kombucha, pour la flore intestinale et la digestion

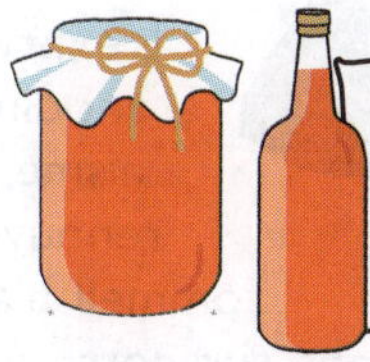

Le kombucha est déconseillé aux personnes fragiles du foie, ayant des problèmes immunitaires, aux femmes enceintes ou allaitantes, et aux jeunes enfants.

Aussi appelé « élixir vivant » ou « boisson d'immortalité », le kombucha (qui signifie « algue de thé » en russe) est consommé depuis plus de 2 000 ans en Chine, en Mongolie et en Russie. Cette boisson est un mélange vivant composé de bactéries et de levures, des probiotiques naturels ! Ce petit monde organique est laissé à macérer dans un mélange de thé et de sucre pendant une dizaine de jours. On obtient alors un jus fermenté légèrement pétillant et alcoolisé, dont le goût rappelle le cidre, ou encore le thé amer.

Quels sont ses bienfaits ?

On retrouve dans le kombucha de nombreux nutriments glowful à souhait : des enzymes, des polyphénols, des probiotiques, des vitamines B, des acides aminés, les acides malique, lactique, butyrique, des sels minéraux, et bien d'autres petits trésors pour la santé ! Le kombucha est de ce fait excellent pour la flore intestinale et la digestion. C'est une boisson très diurétique, qui permet également de booster notre système immunitaire, d'améliorer notre santé articulaire et les performances sportives.

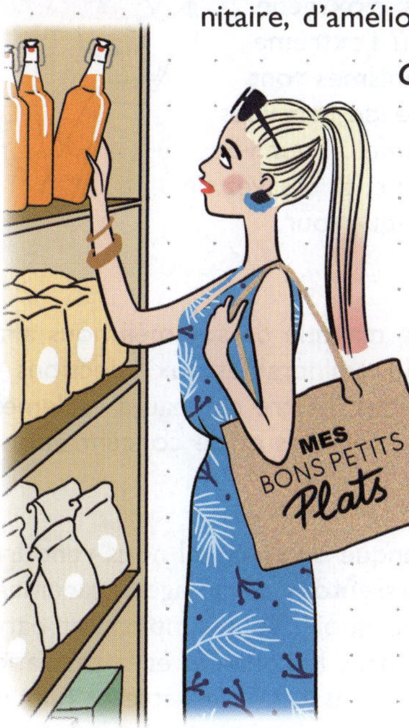

Comment le choisir ?

Il n'est pas recommandé de préparer soi-même du kombucha, étant donné qu'il s'agit d'une boisson non pasteurisée. En effet, durant la phase de fermentation, des micro-organismes « parasites » peuvent proliférer et provoquer des infections. Il vaut mieux laisser faire les professionnels, qui préparent cette boisson selon des normes d'hygiène très strictes, et ainsi privilégier le kombucha acheté en commerce bio.

Le petit + glowy ?

Le kombucha peut être un superbe produit de beauté naturel !
Mettez un peu de kombucha dans l'eau de rinçage des cheveux, après votre shampooing, pour les faire briller. Il serait également bénéfique en cas de pellicules et de chute de cheveux. Vous pouvez aussi en mettre dans l'eau de votre bain pour avoir une peau toute douce !

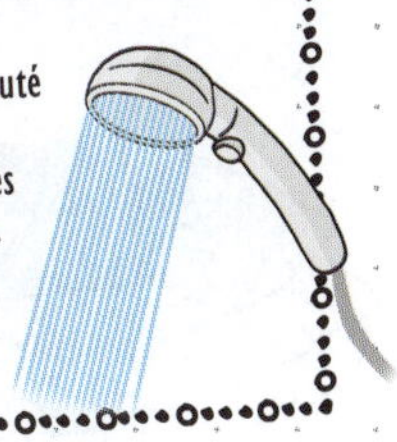

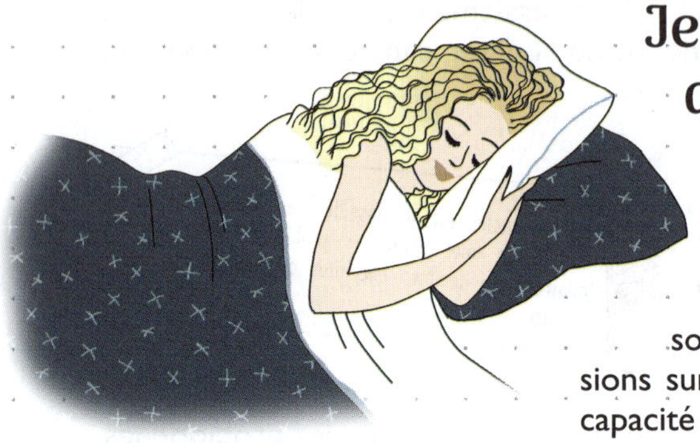

Je dors pour réveiller le glow qui est en moi !

L'expression « sommeil réparateur » n'est pas anodine. Lorsque nous dormons, notre organisme, lui, travaille dur ! Il élimine les toxines, se renouvelle, s'oxygène... Réduire notre temps de sommeil n'aura donc pas uniquement des répercussions sur notre énergie, mais compromettra également la capacité de notre corps à remplir ses fonctions nocturnes.

Pourquoi le sommeil est-il indispensable à mon glow?

Une peau revitalisée et reposée

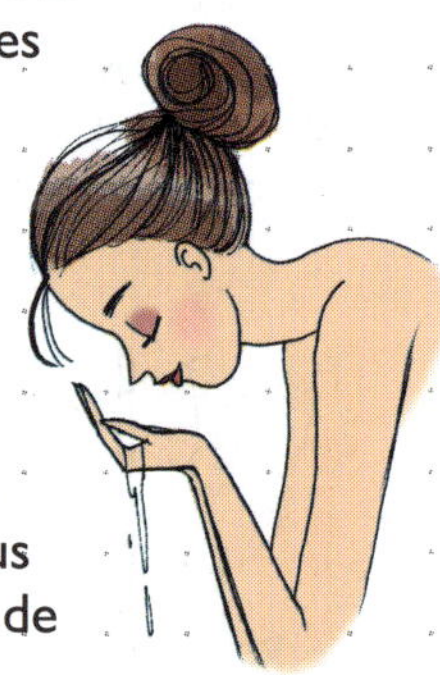

Durant la journée, lorsque nous sommes en activité, la peau prend son rôle protecteur très au sérieux : elle se bat contre les agressions extérieures comme la pollution, la sécheresse, le vent, le soleil... Lorsque nous dormons, notre protection n'est plus une priorité et la peau baisse sa garde pour se consacrer à une nouvelle tâche : le grand ménage, suivi des travaux ! Elle ouvre ses pores, élimine les toxines, s'oxygène, renouvelle les cellules, les régénère et les cicatrise. D'où l'extrême nécessité de se démaquiller avant d'aller dormir ! Ces mécanismes sont intimement liés à notre horloge biologique et à l'influence de certaines hormones sécrétées uniquement la nuit durant notre sommeil. Pour vous assurer une peau toujours plus glowy, créez-vous une routine, et essayez de vous coucher et de vous réveiller aux mêmes horaires chaque jour.

Un organisme protégé

Les défenses immunitaires se façonnent pendant la nuit. Le manque de sommeil nous affaiblit et fragilise le système immunitaire. Nous sommes plus vulnérables aux infections et aux maladies et on peut alors plus facilement tomber malades. Notre cerveau a également besoin de repos, notamment pour garantir nos facultés mémorielles et de concentration.

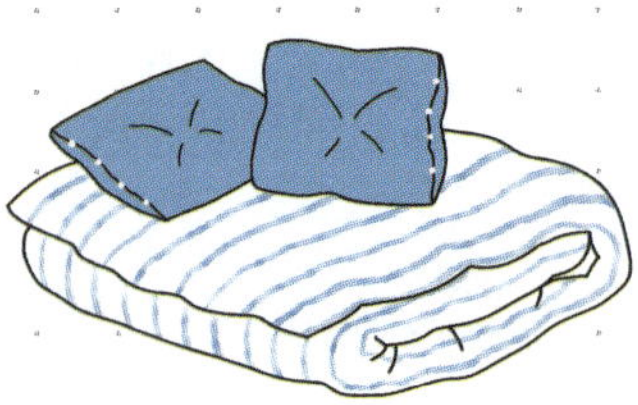

Un good mood

Ce n'est plus à prouver, le manque de sommeil nous rend irritables, plus négatives, nous ressentons davantage l'agacement, la fatigue et la lassitude. Pourquoi ? Tout simplement parce que le sommeil est impliqué dans le contrôle et la régulation des émotions. Alors, pour vous assurer bien-être et humeur solaire, dormez suffisamment !

Plus de concentration et de motivation

Vous avez tendance à terminer vos dossiers professionnels à des heures très tardives? Sacrifier votre sommeil pour travailler davantage est contre-productif! Plus vous serez fatiguée, moins vous arriverez à réfléchir, plus vous aurez du mal à prendre des décisions, à vous adapter, à réagir, à mémoriser ou à rester concentrée. Le manque de sommeil affecte aussi la motivation. Pour rester efficace, performante et productive, accordez-vous assez de sommeil.

Je respecte certaines règles d'or du sommeil

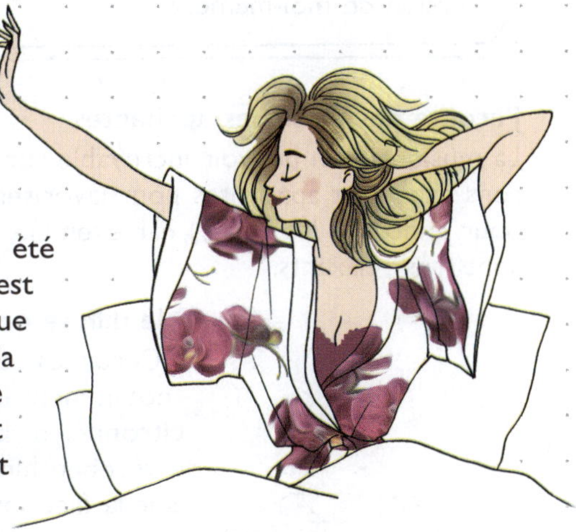

Je dors suffisamment : en moyenne 7 à 9 heures, selon les personnes.
Je me couche à la même heure : j'évite ainsi de perturber mon rythme interne.
Je me couche avant minuit : minuit a toujours été une heure cruciale dans la psychologie de tous! C'est l'heure à laquelle Cendrillon doit rentrer avant que le charme ne se rompe, c'est l'heure qui marque la fin de la journée et le début d'une autre… Si on se couche après minuit, on empiète sur le lendemain, et souvent, on culpabilise. On observe un changement de glow significatif autant sur notre corps que sur notre esprit en s'endormant avant minuit.

Comment s'apaiser et s'endormir plus sereinement?

Instaurez une night routine pour vous préparer et vous programmer à dormir! Il s'agit de créer un enchaînement d'actions qui vont permettre à votre cerveau de comprendre qu'après la dernière étape vient le moment de se mettre au lit et de tomber dans les bras de Morphée. Si vous vous couchez à la même heure, peu à peu, vous allez réussir à vous endormir à la même heure.

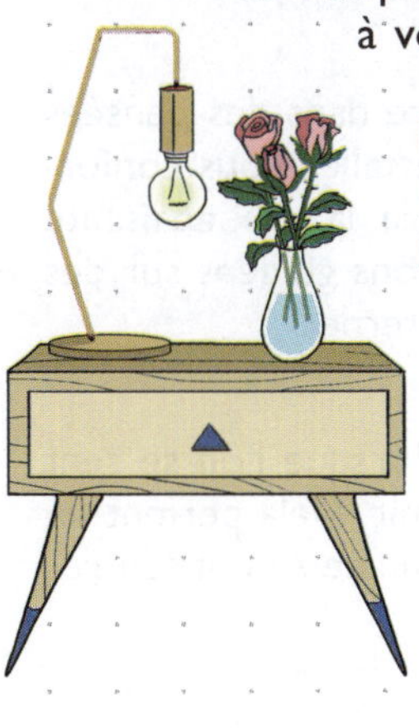

Ma top list d'idées à insérer dans ma routine du soir

Je fais ma to-do list

En écrivant ce que vous avez à faire le lendemain, vous évitez que cela vous tracasse et vous empêche de vous endormir. En plus, vous serez beaucoup plus productive et efficace le lendemain!

Je prépare ma tenue

De la même manière, la préparation de sa tenue pour le lendemain enlève beaucoup de stress et fait gagner du temps. C'est fait en 5 min le soir, contre 20 min le matin, à se changer cinq fois, en n'ayant constamment «rien à se mettre»!

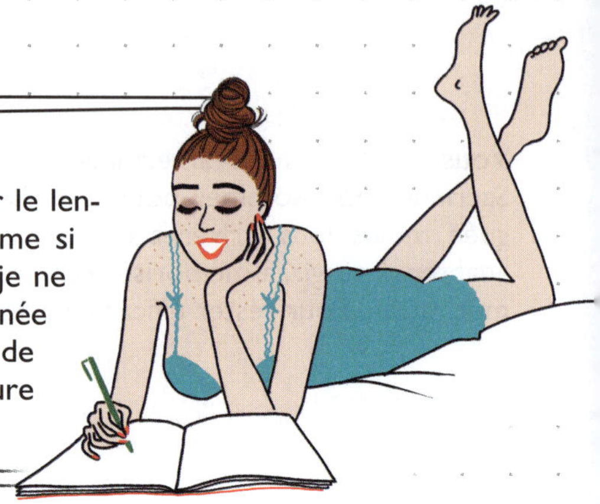

Témoignage de Bethy, 21 ans

« J'ai pris l'habitude de noter les tâches à faire pour le lendemain, et ça a littéralement changé ma vie, comme si j'étais soulagée d'un poids, d'une charge mentale : je ne peux plus m'en passer ! Je me pousse à être disciplinée et cela engendre la motivation. Me rendre compte de mes capacités m'encourage à être toujours la meilleure version de moi-même. »

J'écoute des musiques apaisantes

La musique a un pouvoir incroyable sur notre humeur. On peut créer une playlist de chansons calmes et apaisantes pour favoriser l'endormissement, voire des bruits blancs, comme pour endormir les bébés ! Par exemple, les bruits de la nature, des vagues, de la pluie, etc., sont très relaxants.

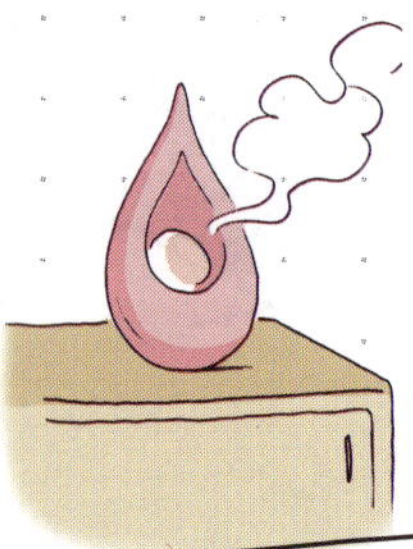

Les Fleurs de Bach sont aussi très efficaces pour réguler naturellement les émotions et les sentiments, afin de s'endormir plus sereinement.

Je diffuse ou applique des huiles essentielles relaxantes

Certaines huiles essentielles aident à se détendre naturellement, notamment les HE de petit-grain bigarade, de ciste, d'eucalyptus citronné, d'ylang-ylang, d'encens, de lavande, de bergamote et de térébenthine. Appliquez quelques gouttes d'huile essentielle sur la face interne des poignets et le plexus solaire, puis respirez profondément en approchant les poignets du nez. Prenez 5 profondes respirations. Faites ce geste dès que le stress se fait sentir, et répétez plusieurs fois dans la journée pendant les périodes de stress.

Vous pouvez également investir dans un diffuseur d'huiles essentielles pour parfumer votre chambre quelques minutes avant d'aller dormir, afin de créer une atmosphère sereine et apaisante et favoriser ainsi l'endormissement.

Je m'essaie à la méditation

La méditation guidée est un moyen très efficace pour éviter de se perdre dans des pensées négatives et angoissantes qui nous empêchent de trouver le sommeil. Installez-vous confortablement, éteignez la lumière, fermez les yeux, et laissez-vous bercer par la voix apaisante du guide de méditation… Vous pourrez facilement trouver des méditations guidées sur des applications à télécharger sur votre smartphone, ou directement sur Internet.

La méditation minute : le scan corporel

Il s'agit d'un exercice de détente et de reconnexion à soi, à pratiquer lorsque l'on se sent stressée, au cours de la journée, ou lorsque l'on n'arrive pas à s'endormir. Cela permet un lâcher-prise à la fois physique, pour détendre les tensions, et mental, pour ne se concentrer que sur sa respiration.

Comment procéder? Allongez-vous confortablement sur le dos, par exemple sur votre lit, et déplacez votre esprit dans les différentes parties de votre corps. Inspirez et imaginez que votre souffle parcourt votre corps. Commencez par prendre conscience de chacun des orteils de votre pied gauche, puis remontez dans le pied, la jambe, lorsque vous êtes au niveau du bassin, recommencez ce travail de pleine conscience pour les orteils, le pied et la jambe droite. Remontez sur votre ventre, votre poitrine, vos épaules, vos bras, vos doigts, puis votre tête et votre crâne. Prenez conscience de chaque tension, chaque sensation que vous éprouvez, en imaginant votre souffle parcourir votre corps. Vous pouvez recommencer ce balayage en pleine conscience 3 fois de suite pour un meilleur résultat.

Je me mets au «5 min gratitude journal»

Être reconnaissante permet de s'enfermer dans une bulle de bonheur, de relativiser et d'être moins anxieuse. Chaque soir, prenez 5 minutes avant de vous coucher pour noter 3 choses dans votre journée pour lesquelles vous êtes reconnaissante. Par exemple, une balade agréable, un dîner savoureux, ou encore une conversation enrichissante avec une amie!

Je fais des exercices de respiration

La respiration a un pouvoir incroyable, et provoque détente et relaxation. La méthode «4-7-8» est réputée pour favoriser l'endormissement. Elle permettrait de s'endormir en 60 secondes! Elle procure plus d'oxygène qu'une respiration normale et permet donc d'atteindre rapidement un état de détente psychologique.

Tout d'abord, essayez de toucher votre palais avec votre langue. Puis, commencez par inspirer de l'air par le nez tout en gardant la bouche fermée, durant 4 s. Ensuite, retenez volontairement votre respiration pendant 7 s. Enfin, expirez en faisant du bruit pendant 8 s. Répétez cette opération 3 fois.

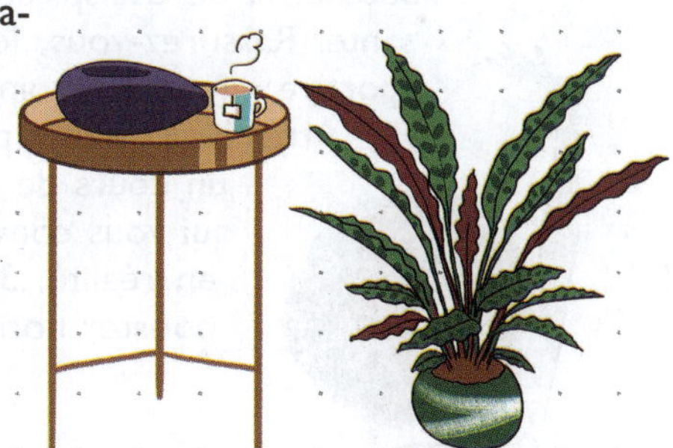

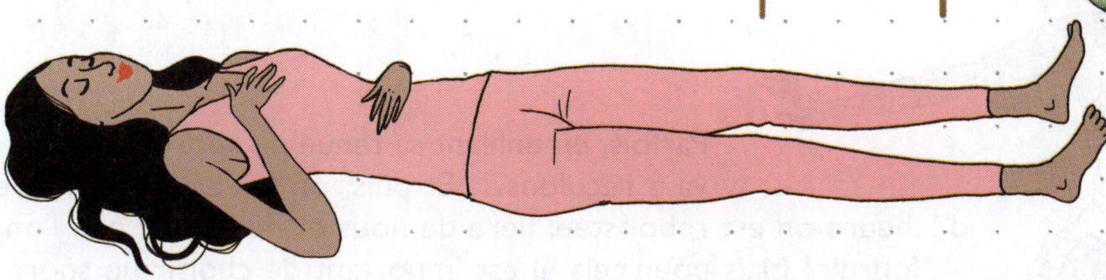

Mes astuces pour bien m'endormir

- ✓ J'évite de consommer de la viande le soir : très difficile à digérer, surtout la viande rouge, elle est souvent responsable des cauchemars.
- ✓ J'évite les boissons énergisantes après 16 heures (thé, café, sodas…).
- ✓ J'évite les écrans, ou j'active le mode nuit (la lumière bleue fait croire à notre cerveau qu'il est en pleine journée, et empêche donc notre organisme de sécréter les hormones de l'endormissement).

- ✓ J'évite de surchauffer la chambre : idéalement, il doit faire 19 °C max dans la pièce dans laquelle vous dormez.
- ✓ J'investis dans une literie de bonne qualité : un matelas et un oreiller confortables !

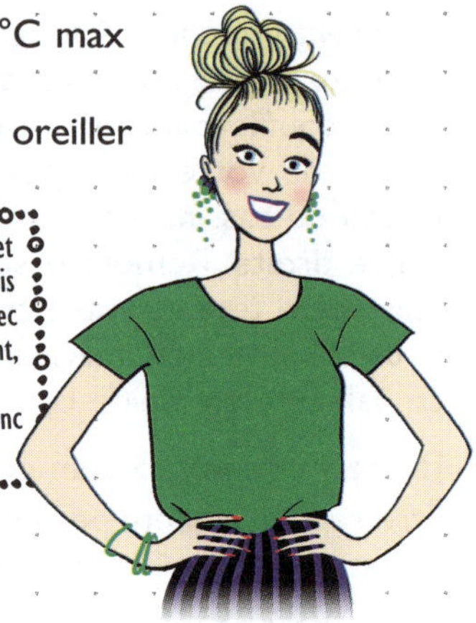

L'astuce glowy : J'investis dans une taie d'oreiller en soie pour préserver ma peau des rides et mes cheveux des fourches. La texture douce et lisse de la soie empêche la formation des « plis du sommeil » résultant du frottement répété du visage sur votre oreiller. Ces plis s'installent avec l'âge en rides permanentes ! De plus, le tissu en soie limite les frottements excessifs qui cassent, fourchent et usent les cheveux.
Le petit + ? La soie est naturellement antibactérienne, grâce à son tissage très serré, et est donc indiquée pour les peaux à imperfections !

Je bouge pour sécréter du glow !

Vous avez toujours entendu que vous deviez faire du sport pour être en forme ? C'est vrai, ça aide ! Mais en réalité, vous n'avez pas besoin de pratiquer un entraînement au rythme soutenu, ni de transpirer à grosses gouttes tous les jours pour être en bonne santé. Rassurez-vous, le plus important n'est pas de pratiquer une « activité sportive », mais au moins une « activité physique ». Concrètement, vous pouvez très bien ne plus prendre l'ascenseur comme aller courir ou vous inscrire à un cours de Pilates ou de boxe. C'est vous qui décidez de l'activité qui vous convient le mieux. On se fait une montagne du sport, mais en réalité, 30 minutes d'activité physique quotidiennes suffisent à booster notre glow !

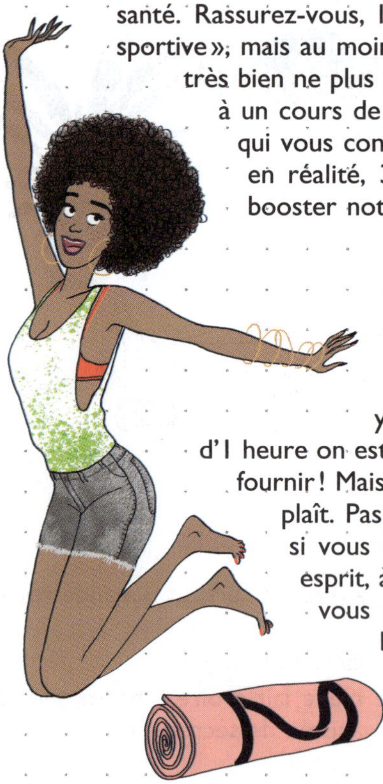

Pourquoi faire du sport ?

Pour se faire plaisir !

Parfois, en enfilant sa tenue de sport, on ronchonne, on y va à reculons… Et puis, on fait sa séance, et en moins d'1 heure on est reboostée, fière de nous et de l'effort que l'on vient de fournir ! Mais pour cela, il est important de choisir un sport qui vous plaît. Pas question de céder à la mode du yoga ou de l'aquagym si vous n'en retirez aucun plaisir. N'hésitez pas à ouvrir votre esprit, à rester curieuse, et à vous inscrire à des cours auxquels vous n'avez jamais encore assisté. Pourquoi ne pas tester la boxe, la natation, ou encore la danse ?

En plus de bouger, vous serez fière d'être sortie de votre zone de confort et d'avoir osé une nouvelle expérience !

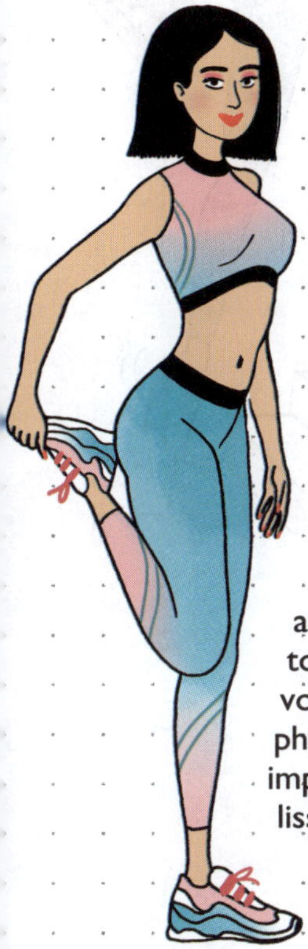

Pour se maintenir en forme !

Les bénéfices du sport sur la santé sont très nombreux, il contribue à améliorer sa qualité de vie, et donc son glow ! D'un point de vue physique, le sport permet notamment d'entretenir le cœur, les vaisseaux sanguins, la ventilation pulmonaire, les os, les articulations, etc. Et d'un point de vue psychique, il permet de lutter contre le stress et l'anxiété, de booster sa confiance en soi, son estime de soi… Un programme très glowy, en somme !

Pour une peau rayonnante !

En augmentant le rythme cardiaque, le sport accélère (et améliore !) la circulation sanguine, rendant ainsi la peau plus rose et la mine plus fraîche. Le sport participe aussi à améliorer l'irrigation ; de ce fait, les tissus bénéficient d'un meilleur apport en nutriments et vitamines, permettant ainsi à la peau de mieux fonctionner. Elle cicatrise mieux, se régénère plus facilement, augmente sa production de collagène et d'élastine. Elle est alors plus tonique, plus pulpeuse, dynamique ! Mais ce n'est pas tout : si votre peau est sujette aux imperfections, sachez que l'activité physique permet d'ouvrir vos pores et de les libérer de leurs impuretés et cellules mortes par la transpiration. Teint plus net, lisse et clair garanti !

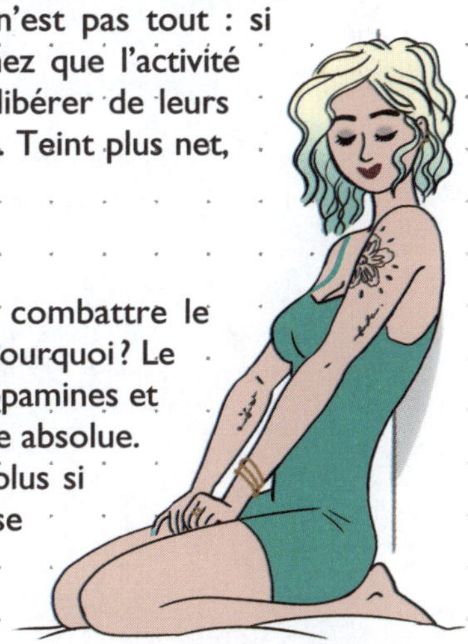

Pour se libérer du stress !

Le sport est un très bon exutoire pour combattre le stress, retrouver son calme et sa sérénité. Pourquoi ? Le sport libère des hormones du bonheur : des dopamines et des endorphines, qui mettent le corps dans un état de détente absolue. Le bien-être prend alors le dessus sur le stress ! Et encore plus si on choisit de s'évader en pleine nature : une manière de se distancier des agacements du quotidien, pour se changer les idées en changeant d'horizon, et peut-être revenir avec des solutions !

Et si je n'aime vraiment pas le sport ?

Encore une fois, le plus important est de bouger son corps, pas forcément de faire des séances sportives très intenses !

Mes astuces pour bouger au quotidien

- ✓ Chaque matin, consacrez 20 min au rangement et au ménage. Non seulement ça active votre corps, mais en plus, ça vous permet d'évoluer dans un environnement propre et ordonné, favorable au bien-être.
- ✓ Descendez un arrêt de bus ou de métro plus tôt et continuez en marche rapide.

- Allez au travail à vélo.
- Faites 5 min de stretching avant de filer sous la douche.
- Préférez les escaliers à l'ascenseur.
- Allongez votre parcours habituel en promenant votre chien.
- Profitez d'une action statique de courte durée pour bouger ou vous muscler : contractez les abdos pendant que la bouilloire chauffe, réalisez des fentes pendant que vous vous brossez les dents, faites du gainage en attendant devant le micro-ondes… Laissez parler votre imagination et votre créativité !

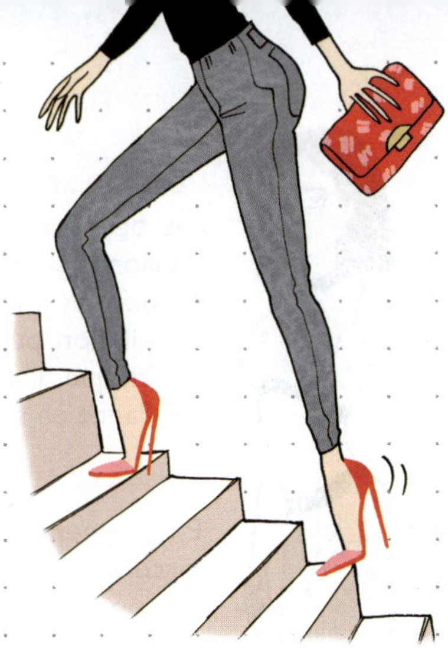

Chapitre 3

Je glowrifie mon esprit

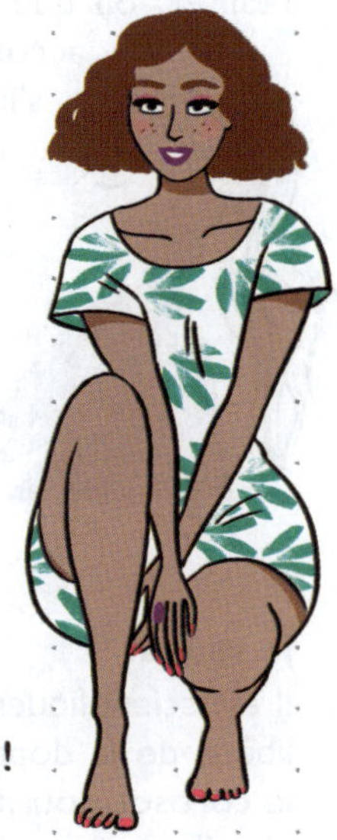

Parce que prendre soin de sa santé physique est aussi important que prendre soin de sa santé mentale, nous allons découvrir comment chérir, nourrir et muscler son esprit ! L'équilibre et une belle harmonie entre le corps et l'esprit sont le secret d'un glow ultra rayonnant !

Je crois en moi et je rayonne de bienveillance !

Je suis bienveillante envers moi-même

Rayonner, c'est être un petit soleil intérieur, pleine d'amour… de soi d'abord !

Je me donne de l'amour

Prenez du temps pour vous, pour mettre votre corps et votre esprit sur off, pour vous détendre et vous relaxer. Il faut savoir s'arrêter, prendre du recul, lâcher prise et s'accorder des moments cocooning rien qu'à nous, à regarder un film ou lire un bon bouquin dans un peignoir douillet, avec une bougie parfumée qui crée une ambiance douce et chaleureuse, un masque apaisant sur le visage, et une infusion réconfortante à la main ! Donnez-vous autant d'amour que vous en donnez à vos proches, vous le méritez bien ! Et soyez indulgente envers vous-même, c'est normal de se tromper, ce n'est pas grave de ne pas avoir réussi à tout faire, et c'est acceptable de dire non !

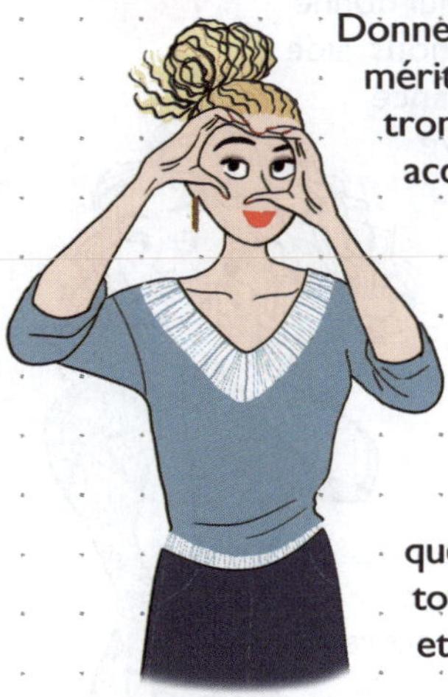

Je crois en moi et je me fais confiance

Il est beaucoup plus facile d'accomplir des objectifs si on s'en sent capable et que ceux-ci sont réalisables. Fixez-vous des objectifs atteignables et soyez convaincue d'être à la hauteur, cela vous encouragera à ne pas abandonner, et vous donnera plus de chance de réaliser vos rêves. Pour oser vous lancer, posez-vous ces deux questions : « Au pire, que peut-il arriver ? » et : « Est-ce que cela aura toujours de l'importance dans 5 ans ? » Cela permet souvent de relativiser et d'être plus sereine.

Je me convaincs que je suis glowy

Plus vous vous persuadez que vous êtes glowy, plus vous commencez à le penser, le croire, et par conséquent, le devenir. C'est le principe de la méthode Coué. Elle est fondée sur l'autosuggestion, qui en devient une forme d'autohypnose. Cela consiste à se répéter constamment, avec beaucoup d'aplomb et d'assurance, que nous pouvons faire ce que nous voulons réaliser, ou que nous pouvons ressentir ce que nous désirons éprouver. Cette méthode accorde autant d'importance à l'imagination qu'à la volonté, et assume ainsi que s'il nous arrive de faire ce que nous voulons, c'est que nous pensons que nous pouvons le faire.

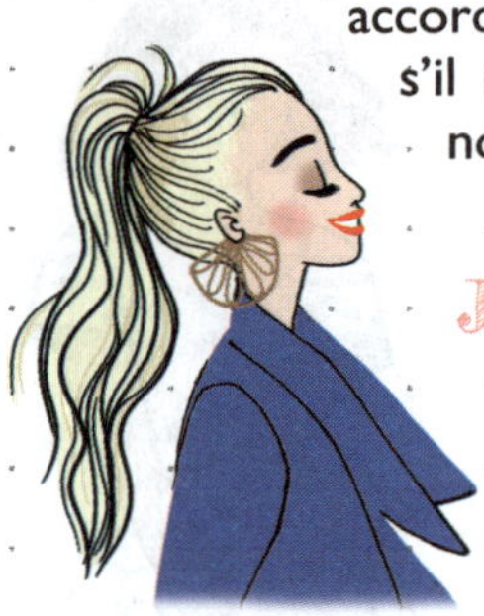

Je suis bienveillante envers les autres

L'idée ? Être un petit soleil pour les personnes qui vous entourent ! En général, on récolte ce que l'on sème : si je suis bienveillante envers les autres, et que je sème de l'amour, il y a de fortes chances pour que j'en reçoive en retour.

Comment l'appliquer en pratique ?

Je souris !

Il est scientifiquement prouvé que sourire réduit l'anxiété. Lorsque vous souriez, le cerveau libère de la dopamine, une des hormones du bonheur, venant remplacer celle du stress, le cortisol. Sourire contribue donc à nous rendre plus heureuses, et surtout, c'est communicatif : lorsque l'on sourit à une personne, cette dernière a envie de sourire à son tour, et nous entrons dans un cercle vertueux de bonheur.

Je soutiens et j'encourage !

Vous voyez à quel point vous vous sentez plus épanouie et motivée lorsque vous pouvez compter sur le soutien de vos proches et de vos amis ? Alors soyez cette amie, cette sœur, cette femme sur qui l'on peut compter, qui donne de son temps et de sa personne sans rien attendre en retour, qui nous aide lorsque l'on en a besoin, qui nous encourage lorsque l'on perd confiance en nous, qui nous prend dans ses bras lorsque l'on est triste, qui essaye de nous remonter le moral et qui sera toujours là pour nous hisser vers le haut.

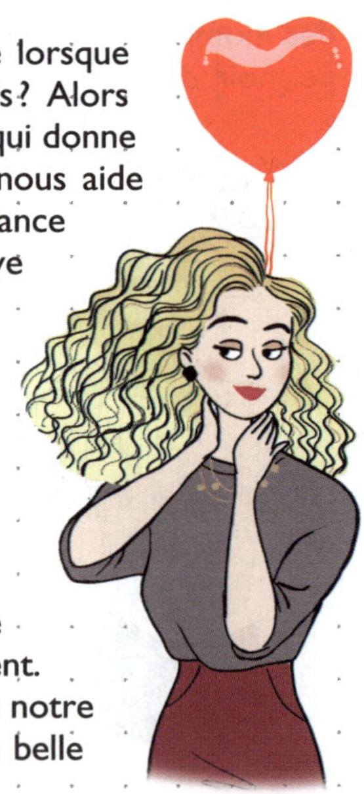

J'arrête de critiquer

En général, lorsque l'on juge ou critique le comportement ou les faits et gestes d'une personne, c'est qu'ils sont trop éloignés de notre propre vérité, construite par nos expériences, notre éducation, notre personnalité et les épreuves que l'on a traversées. De ce fait, le jugement que l'on émet sur une personne sera toujours subjectif. Ne faisons pas aux autres ce que nous n'aimerions pas qu'ils nous fassent. La critique est une émotion ou une pensée négative, qui dessert donc notre quête du glow ! Restez fidèle à vos principes, vos valeurs et à cette belle personne au grand cœur que vous êtes.

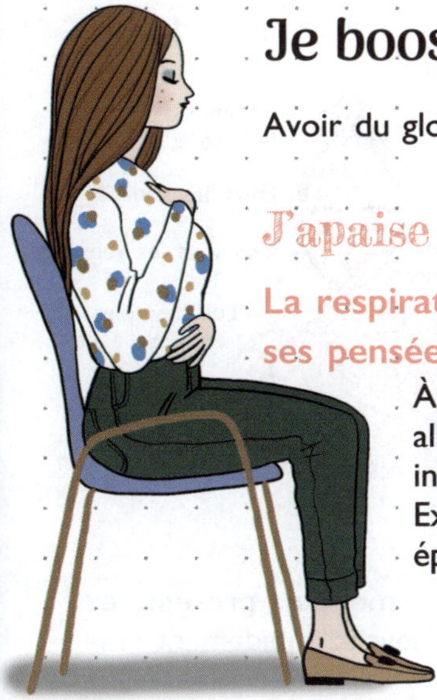

Je booste mes émotions et pensées positives

Avoir du glow, c'est diffuser de bonnes ondes, positiver !

J'apaise mes émotions avec la respiration

La respiration abdominale : pour se recentrer et évacuer ses pensées négatives

À tout moment de la journée, que vous soyez debout, assise ou allongée, mettez une main sur votre ventre et prenez une grande inspiration par le nez. Votre ventre se gonfle et vos épaules s'ouvrent. Expirez doucement par la bouche, et sentez votre ventre se vider, vos épaules se fermer. Prenez conscience de ce phénomène et répétez quelques profondes respirations. Cela vous permettra de basculer vers l'instant présent, de contrôler vos émotions et ainsi de diminuer votre stress.

La respiration thoracique : pour libérer les émotions

L'idée est d'ouvrir sa cage thoracique grâce à une respiration profonde et ample. C'est idéal lorsque vous ressentez une sensation d'oppression sur votre poitrine due au stress. Tenez-vous debout, bien droite, et joignez les mains sur votre poitrine, puis, à mesure que vous inspirez doucement par le nez, ouvrez vos bras vers les côtés, comme si vous ouvriez une fenêtre, en ouvrant votre poitrine. Gardez l'air quelques secondes dans vos poumons, puis soufflez doucement par la bouche en ramenant vos bras pliés, comme si vous refermiez la fenêtre, pour que vos mains se joignent à nouveau. Répétez l'opération 3 fois.

La détente express : pour faire baisser la tension

Pour apaiser votre stress, allongez-vous sur le dos, confortablement, le visage, les épaules et la nuque relâchés, et prenez une grande inspiration par le nez en gonflant le ventre. Puis expirez le plus longtemps possible un tout petit filet d'air, comme si vous souffliez dans une paille. Prenez conscience de la détente qui gagne tous vos muscles dans chacun de vos membres. Répétez l'opération 3 fois.

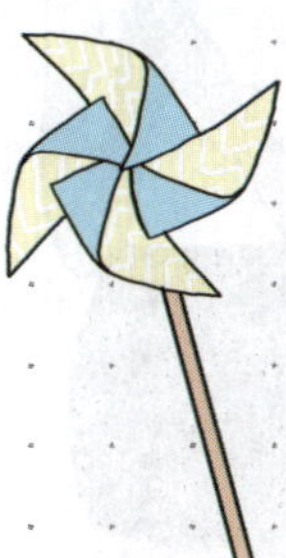

Je libère mes émotions avec l'EFT tapping

Qu'est-ce que c'est?

EFT signifie en anglais « *Emotional Freedom Techniques* ». C'est une méthode qui vise à libérer les émotions négatives telles que la tristesse, la colère, l'anxiété, la culpabilité, la peur, la honte, en tapotant doucement sur des points spécifiques situés sur vos méridiens, les canaux énergétiques de la médecine traditionnelle chinoise.

Mon EFT positive attitude

Il existe plusieurs points sur lesquels il faut tapoter avec deux doigts ou plus, pour être sûre de couvrir la zone.

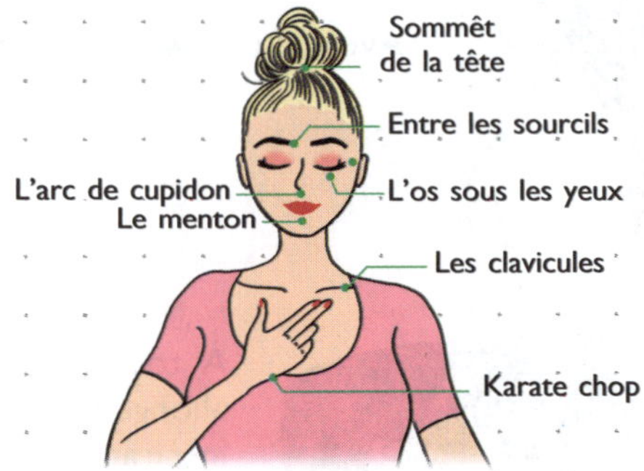

- Tapez 30 s sur le « point karaté » (le côté de la main, juste au-dessus de la cassure du poignet).
- Tapez 15 s sur le sommet de la tête. 15 s entre les sourcils.
- 15 s sur l'os sous les yeux.
- 15 s sur l'arc de cupidon (concavité de la lèvre à la base du sillon naso-labial).
- 15 s sur le menton.
- 15 s sur les clavicules.

Assurez-vous d'être attentive, de prendre pleine conscience du moment présent, et concentrez-vous sur le fait d'évacuer vos émotions négatives, vous devriez rapidement ressentir plus de sérénité.

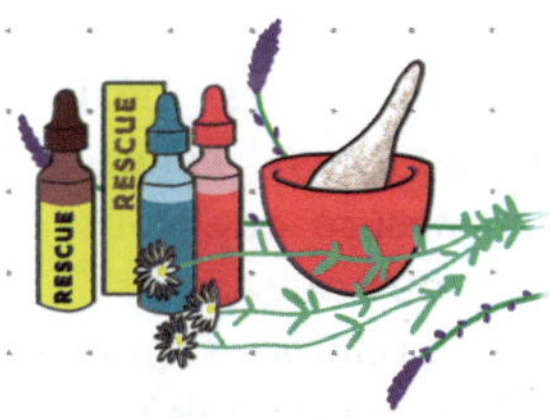

Je rétablis mon équilibre émotionnel avec les Fleurs de Bach

Ce sont des élixirs floraux destinés à rééquilibrer les émotions et à améliorer notre bien-être. Ces remèdes naturels traitent à la fois les sentiments, les émotions et les humeurs. Vous avez envie d'être zen dans les embouteillages, sereine lors de votre entretien, plus confiante, de lâcher prise, de vous endormir plus rapidement… Testez, il existe un mariage de Fleurs de Bach pour chaque préoccupation.

Je booste ma positive attitude avec la relativisation et la gratitude

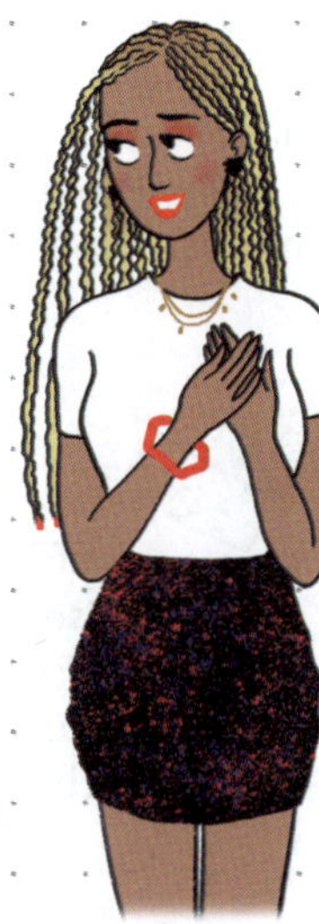

Je relativise !

Relativiser, c'est se rendre compte que, la plupart du temps, nos problèmes ne sont pas si terribles que ça, qu'ils pourraient être pires, mais surtout, qu'il existe en général des solutions pour chacun d'entre eux. On prend du recul sur ses problèmes et on se concentre sur la manière de les régler.

Je pratique la gratitude !

Il s'agit de se concentrer sur le positif de chaque situation et de se rendre compte de la chance que nous avons : j'ai une maison que j'aime, des amis sur lesquels je peux compter, une bonne santé, et je mange de bons petits plats ! Ce sont des choses que l'on prend souvent pour acquises, mais souligner régulièrement cette chance nous rend peu à peu plus positive et donne du glow à notre énergie !

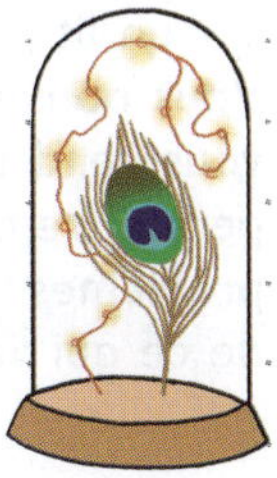

Comment pratiquer la gratitude au quotidien ?
Avant de vous endormir, pensez à 3 choses qui vous ont rendue heureuse dans la journée, et pour lesquelles vous êtes reconnaissante. Par exemple, une conversation téléphonique avec votre meilleure amie, un agréable déjeuner que vous avez pris plaisir à préparer, ou encore la belle balade que vous avez faite aujourd'hui !

Je suis résiliente

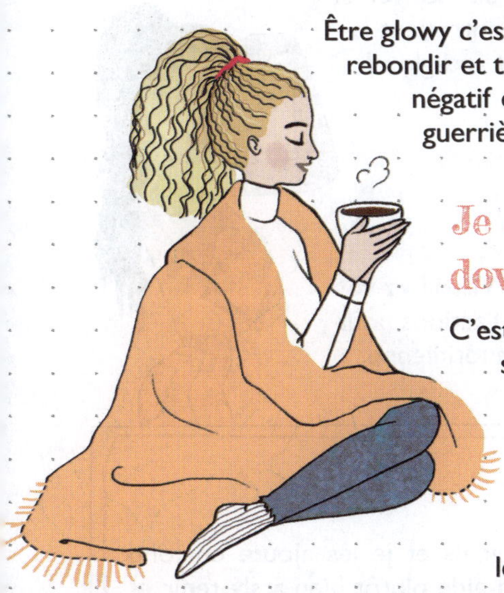

Être glowy c'est être résiliente, toujours garder confiance en l'avenir, pour rebondir et trouver des solutions plutôt que de rester figer sur l'aspect négatif des épreuves que l'on traverse. On est des battantes, des guerrières, et on va s'en sortir !

Je déculpabilise et j'accepte les périodes down

C'est normal que tout ne soit pas toujours rose, et que vous ne soyez pas constamment dans un état d'esprit positif. Vous avez le droit de ressentir des émotions négatives. Il vous faut juste l'accepter. Les émotions entrent en nous sans que nous puissions les contrôler. Mais ce qui importe vraiment, c'est ce que nous décidons d'en faire. Ne les laissez pas vous ronger de l'intérieur, essayez plutôt de les chasser avec la méthode suivante.

J'extériorise mes émotions négatives

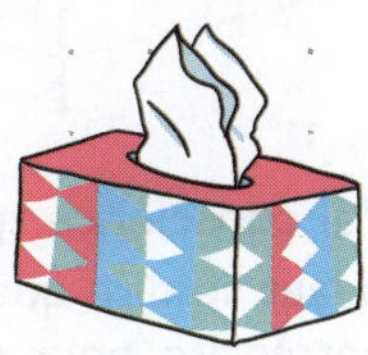

Ce n'est pas grave de crier, de pleurer, ni même de vous plaindre, si ça vous libère. Ça ne réglera pas les problèmes, mais au moins ça vous permettra d'extérioriser les émotions négatives. C'est beaucoup plus sain pour votre santé mentale que de les garder enfouies en vous et de les laisser ternir votre glow.

Je trouve un exutoire
Essayez-en plusieurs pour trouver l'exutoire qui vous correspond le plus. Sport intense, sport doux, yoga, méditation, écriture, sortie avec des amis, voire s'isoler pour pleurer. Pleurer n'est pas un signe de faiblesse, c'est même une force que de permettre à son corps de se débarrasser des émotions négatives. Ironiquement, notre peau est très glowy après avoir pleuré !

Un exercice qui fonctionne assez bien pour se débarrasser d'une émotion négative consiste à visualiser toutes ses colères, ses frustrations et son stress dans une pierre, puis de la jeter sur un lit de toutes ses forces pour s'en libérer.
Vous pouvez également prendre une feuille et un stylo, et inscrire tout ce qui vous agace, vous rend triste ou ternit votre énergie. Formuler votre ressenti avec des mots va vous permettre de mieux visualiser vos émotions et sûrement de trouver la ou les sources de vos problèmes. Vous pouvez ensuite décider de déchirer la feuille comme pour vous détacher de ce qui vous empêche d'être glowy !

Je me motive et me challenge !

Le glow, c'est entretenir une dynamique positive, et donc se motiver et se challenger. À l'inverse, ne pas oser réaliser ses projets entretient la peur, la frustration et plombe l'estime de soi. Complètement anti-glow !

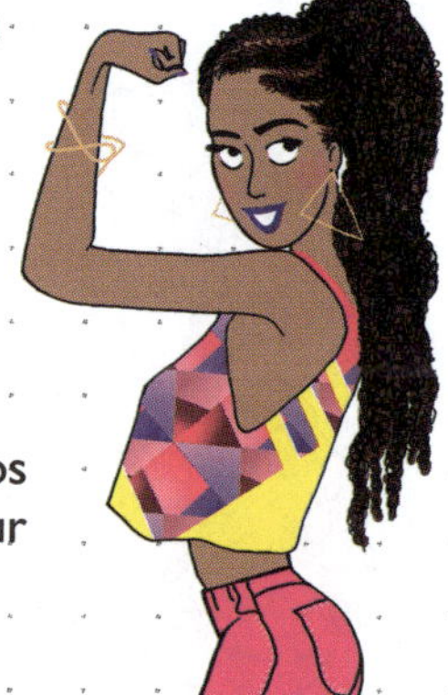

Je sors de ma zone de confort

5 mantras pour oser me lancer

Je n'ai pas peur de relever des défis

La zone de confort ne nous permet pas vraiment d'évoluer. Visualisez vos rêves, formulez des objectifs, puis des plans d'actions pour ancrer ces goals dans votre routine quotidienne.

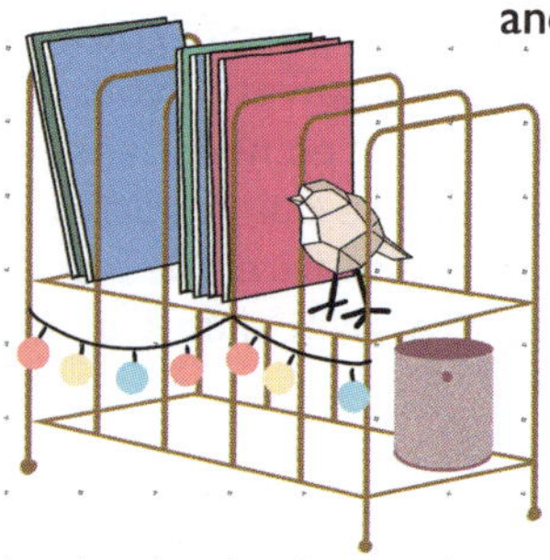

> **Astuce-témoignage de Camille, 23 ans, pour ne pas perdre de vue ses objectifs**
>
> « Chaque mois, j'écris mes goals et je les ajoute en fond d'écran sur mon portable, ça aide plutôt bien à s'y tenir et à s'en rappeler tout au long du mois. »

J'ai conscience que je ne serai jamais totalement prête

Il faut se dire que le bon moment n'arrivera pas comme ça, un beau matin, pour lancer son entreprise, pour changer de travail, pour rencontrer cette personne, pour avoir des enfants…

J'ai l'envie de tout donner pour réussir

C'est le plus important. Vous devez vous battre, persévérer, être patiente, rigoureuse, ne jamais abandonner, et toujours y croire !

Je n'ai pas peur d'échouer

Comme disait Theodore Roosevelt, « le seul homme à ne jamais faire d'erreur est celui qui ne fait jamais rien ». Échouer n'est pas un risque, c'est un facteur d'éducation. Vous ne devez pas culpabiliser ni vous accabler : vous ne pouvez pas tout réussir, c'est normal, et c'est même une bonne chose : ce sont vos erreurs qui vous permettent de progresser, d'apprendre et de devenir une meilleure version de vous-même.

J'admets mes échecs et j'en tire parti

Si vous échouez, la première chose à faire est d'admettre votre échec. C'est justement en analysant et en tirant des leçons de vos erreurs qu'elles deviennent plus faciles à accepter.

Je me lance !

J'identifie ma peur et je me fixe un objectif

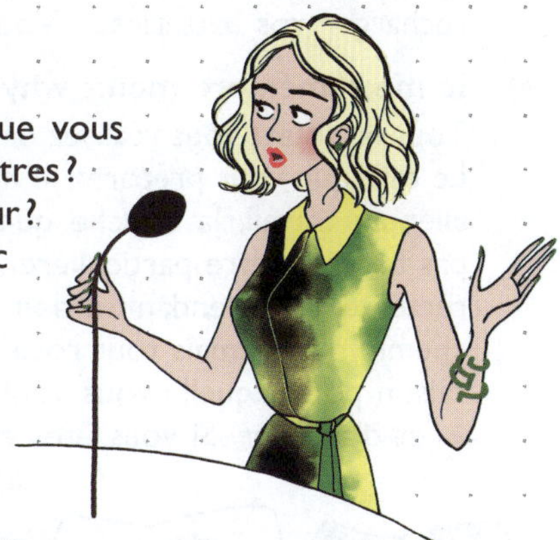

Choisissez, parmi les situations qui vous font peur, celle que vous avez envie de dépasser. Vous avez peur du jugement des autres ? Essayez de prendre la parole en public ! L'inconnu vous fait peur ? Tentez de nouvelles expériences ! Vous n'êtes pas à l'aise avec l'échec ? Et si vous lanciez votre entreprise ?

J'y vais step by step

Ne vous mettez pas la pression en vous forçant à faire immédiatement quelque chose qui sort totalement de votre zone de confort ! Vous pouvez y aller progressivement, avec de petites actions au quotidien : sourire ou faire un compliment à un inconnu, accepter de participer à une soirée même si vous ne connaissez qu'une seule (ou aucune !) personne, organiser une sortie seule au cinéma, au théâtre ou au restaurant… Petit à petit, cela va booster votre confiance en vous et vous inciter à recommencer !

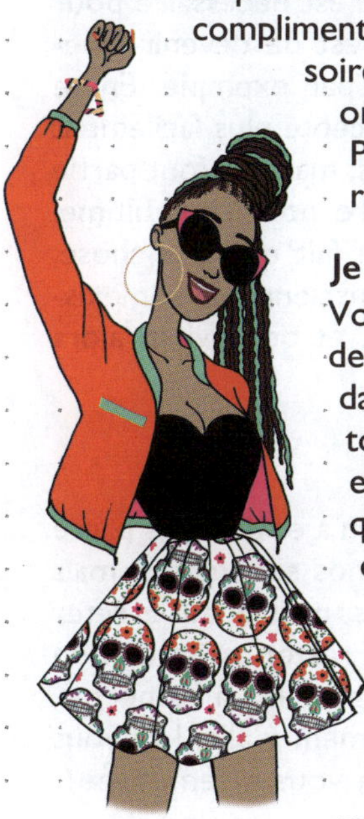

Je célèbre mes petites victoires !

Vous avez réussi ? Récompensez-vous ! C'est important et encourageant de reconnaître ses progrès et de se soutenir soi-même ! On a trop tendance à se reprocher de ne pas avoir réussi telle ou telle chose, c'est totalement contre-productif : ça nous attriste, nous fait perdre confiance en nous et ça nous démotive ! Alors, félicitons-nous plutôt pour tout ce que nous avons eu le courage de faire, ne serait-ce qu'une petite action qui pourrait nous sembler insignifiante de prime abord.

Je reste motivée

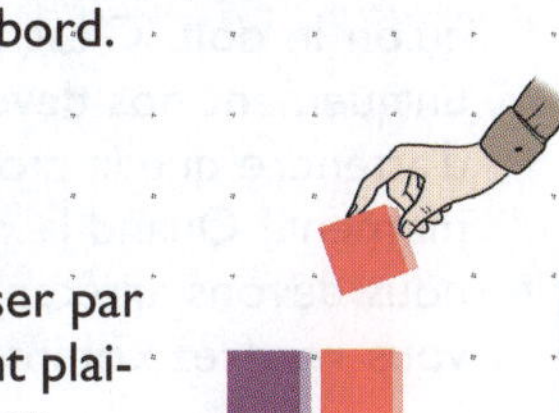

Si vous avez un objectif à atteindre, cela va passer par la réalisation de plusieurs étapes. Certaines seront plaisantes, et vous serez naturellement motivée à avancer. D'autres, en revanche, seront plus pénibles, et c'est précisément durant ces moments que vous risquez de perdre un peu de motivation… Quoi de plus humain, finalement ?

Comment me motiver et me discipliner?

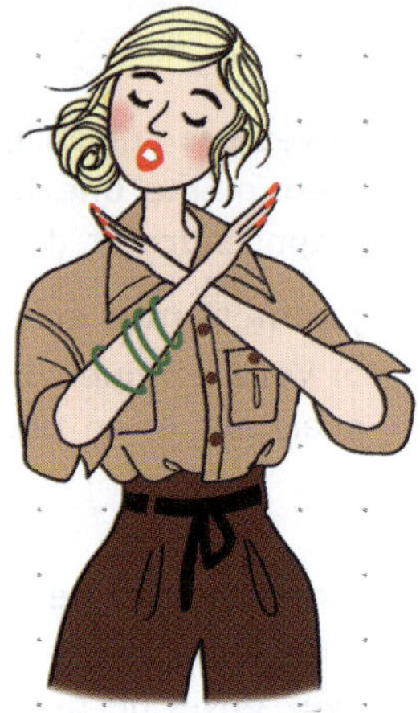

J'arrête de me mettre la pression!

C'est tout à fait normal de manquer de motivation de temps en temps! C'est un sentiment qui va et qui vient. Personne sur cette planète ne parvient à être motivé en continu, c'est impossible, alors relevez la tête et dédramatisez. Ce n'est pas grave. Acceptez de prendre le temps qu'il faut pour vous ressourcer, de prendre soin de vous, de recharger vos batteries… Vous n'en reviendrez que plus déterminée!

Je me remémore mon «why»

Tous les jours, vous réalisez des tâches en mode «pilotage automatique». Le café que vous préparez le matin, le chemin que vous empruntez pour aller au travail, la douche que vous prenez en revenant… Vous n'avez pas besoin d'être particulièrement concentrée ni même de réfléchir pour les exécuter correctement. Cependant, il doit en être autrement pour les objectifs que vous vous fixez. Le chemin n'est jamais tout rose, et c'est dans les moments moins glowy que votre «why», la raison pour laquelle vous voulez (ou devez) réaliser votre objectif, vous permettra de tenir et d'avancer. Si vous êtes en fac de médecine et que vous manquez de motivation pour apprendre certains cours qui vous intéressent moins, dites-vous que, certes, ce n'est pas évident, que vous préféreriez ne pas avoir à le faire, mais que c'est nécessaire pour parvenir à votre but ultime qui est de devenir kinésithérapeute ou pharmacienne, par exemple. En se souvenant de son «why», on accepte plus facilement les étapes moins plaisantes, mais qui font partie du chemin pour atteindre notre but ultime. En sachant pourquoi on fait quelque chose, on prend pleinement conscience de son existence et de ses actions, et on devient alors actrice de sa vie.

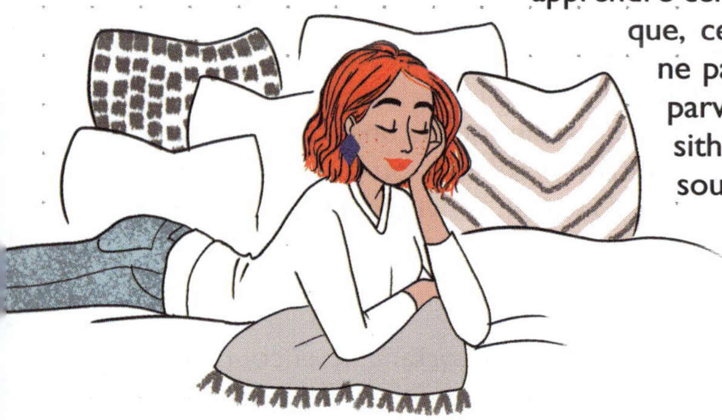

Je fais appel à l'autodiscipline

Qu'est-ce que c'est, exactement?

C'est tout simplement le fait d'exécuter les tâches non pas parce qu'on en a envie, mais parce qu'on le doit. C'est une certaine rigueur qui ne prend pas en compte nos sentiments, mais uniquement nos devoirs. Ça paraît un peu strict, n'est-ce pas?… Certes, mais il faut arrêter d'attendre que la motivation vienne vous faire vous lever, car vous allez rester assise un bon moment! Quand la motivation n'est pas là, et que nous avons des engagements à respecter, nous devons arrêter de nous poser des milliers de questions, et simplement y aller! Et vous vous rendrez compte que : 1. ce n'était pas si terrible que ça, et 2. ça vous a remotivée!

Comment faire?

Il existe une technique simple pour démarrer : comptez jusqu'à 5, levez-vous, puis réalisez une action simple qui va en entraîner une autre, puis une autre, jusqu'à gagner en motivation. Vous serez heureuse et fière d'avoir accompli une première tâche, et tout naturellement vous chercherez à éprouver ce sentiment à nouveau. Voyez la motivation comme un muscle à entretenir par l'action et la satisfaction. Cependant, rappelons que les extrêmes ne sont pas glowy : l'autodiscipline en excès n'est pas vraiment saine… C'est pourquoi il faut réussir à trouver l'équilibre qui vous convient entre la discipline et le lâcher-prise.

Témoignage de Maeva, 16 ans

« J'ai entendu dans une des vidéos de Marie qu'il ne fallait pas compter sur la motivation, car c'est quelque chose qui va et vient, et qu'il fallait plutôt faire appel à l'autodiscipline. La motivation n'est que le résultat d'une action entreprise par l'autodiscipline. Ce conseil a réellement changé ma vie ! Je suis beaucoup plus disciplinée, je travaille beaucoup parce que j'ai compris que si je ne le faisais pas, personne ne le ferait pour moi, et qu'il ne faut surtout pas compter sur la motivation. »

Je programme un minuteur et je fais des pauses stratégiques !

On connaît toutes cette situation dans laquelle on commence une tâche pénible, on reçoit un message, on arrête tout pour y répondre, et on se retrouve une heure plus tard à scroller sur les réseaux sociaux ! Programmer un minuteur sur son téléphone permet de rester concentrée plus facilement et plus efficacement durant ce temps précis. Mais restez indulgente et réaliste, on peut difficilement rester focalisée sur une tâche pendant des heures… Alors accordez-vous une pause d'une quinzaine de minutes avant de reprendre. Une pause pour boire de l'eau, prendre l'air afin de se changer les idées ou encore manger un snack. On évite les réseaux sociaux, que l'on préfère en récompense une fois la tâche réalisée !

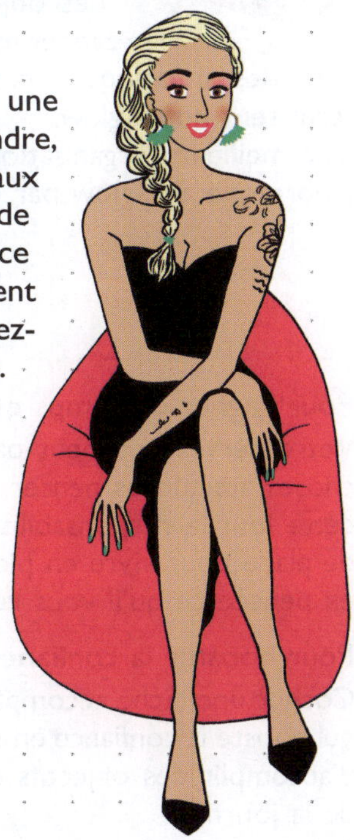

Je minute mes temps de pause

Ce minuteur sera également efficace si vous avez tendance à passer trop de temps sur les réseaux sociaux, par exemple. Au lieu de supprimer ce moment de détente que vous appréciez, gérez le temps que vous allouez à cette activité en fixant une durée précise. En somme, une manière de s'autodiscipliner, de mieux gérer son temps et, ainsi, de moins en perdre, et de se sentir plus sereine !

Je fais ce qui me rend heureuse

Si vous vous apercevez que votre « why » ne vous rend pas réellement heureuse… à quoi bon ? Pourquoi vous forcer à exécuter des tâches pour réaliser un objectif qui ne vous tient pas spécialement à cœur ? Après tout, le but est de se réveiller heureuse de faire des choses qui nous plaisent et nous épanouissent !

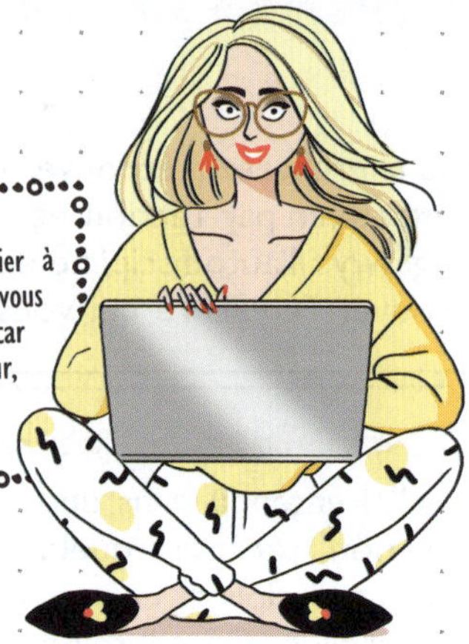

Je me lance aussi au bureau
Ce système de minuteur peut également être appliqué au travail. Vous avez un dossier à rendre dans quelques jours et vous repoussez constamment le moment où vous devrez vous y mettre. Nous avons toutes déjà vécu cette situation ! La procrastination est à éviter car elle procure beaucoup de stress, sentiment très anti-glow ! En programmant un minuteur, vous vous obligez en quelque sorte à être totalement focalisée sur cette tâche précise, et à avancer beaucoup plus rapidement et efficacement.

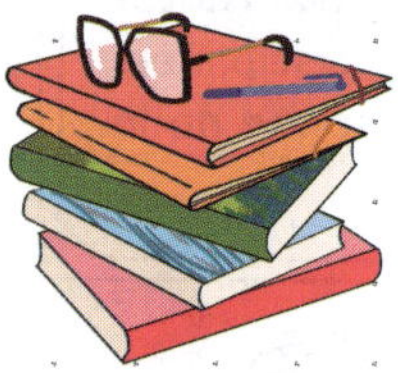

Je m'organise

Vous arrive-t-il de ne pas réussir à vous endormir parce que vous pensez en boucle à votre programme du lendemain ? De ne cocher qu'un tiers des objectifs de votre to-do list à la fin de la journée ? Ou encore de zapper certaines tâches pourtant importantes ? Nous avons toutes déjà vécu des situations stressantes qui, de surcroît, nous font perdre confiance en nous et ternissent notre glow.
Une meilleure organisation permet d'être moins angoissée, de produire moins de cortisol (l'hormone anti-glow par excellence !) et concourt ainsi à une vie plus lumineuse !

Je fais des to-do lists

Pourquoi utiliser une to-do list ?

Pour gagner du temps et de la tranquillité d'esprit
Votre cerveau ne peut pas se souvenir de tout. Lorsque vous avez trop de choses auxquelles penser, les écrire vous permettra de vous décharger de cette lourde responsabilité et de vous libérer du stress ! Vous avez plus de place pour vivre en pleine conscience, dans le présent, sans anticiper en pensée ce qu'il vous reste à faire.

Pour booster la confiance en soi
Cocher une tâche accomplie crée un sentiment de satisfaction intense, qui booste la confiance en soi. Cela vous prouve que vous êtes capable d'accomplir des objectifs et vous motive à réaliser les autres goals de la journée.

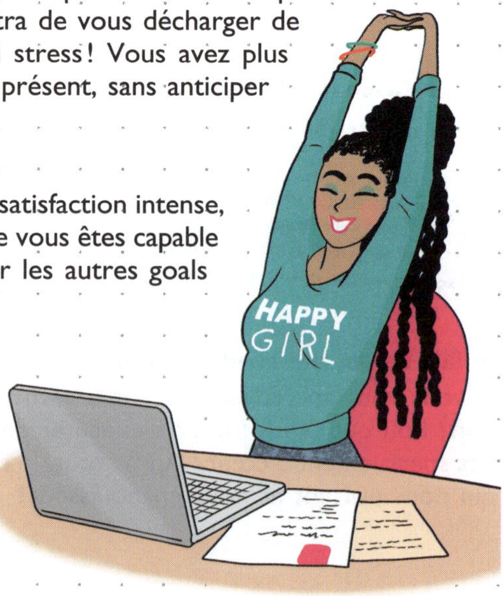

Pour être productive et positive
« La productivité de demain commence avec la préparation d'aujourd'hui », explique John C. Maxwell, expert en leadership de renommée internationale, auteur de best-sellers, conférencier et pasteur. Préparer votre to-do list la veille, en sachant exactement

et précisément ce que vous devrez faire le lendemain, vous aidera à vous endormir plus sereinement et à être beaucoup plus productive et efficace le lendemain, sans perdre de temps à vous demander par quoi commencer.

Pour éviter de procrastiner

Témoignage de Nelly, 29 ans : « Catastrophe que j'étais, trop procrastinatrice. J'ai créé une to-do list que je mets à jour tous les soirs et que je lis tous les matins à mon réveil. Résultat : meilleure humeur, ressenti de satisfaction quand je coche mes tâches effectuées, plus de motivation, je fais presque tout ce que j'ai à faire le jour même ! Je me sens mieux, me connais mieux, me respecte plus et ça m'aide à moins procrastiner. »

Comment créer une to-do list ?

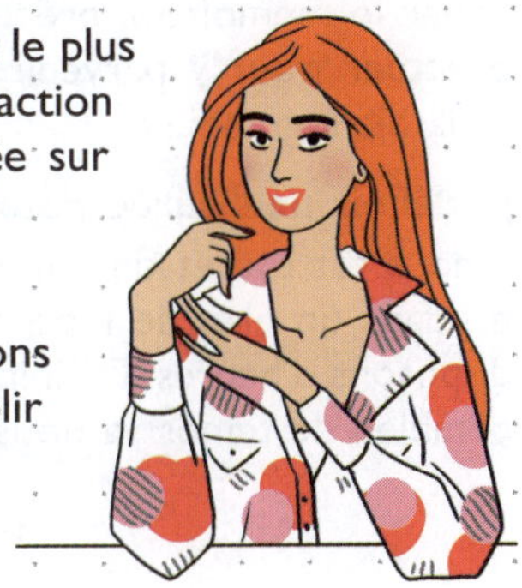

Commencez par choisir votre support préféré, le plus pratique et le plus naturel pour vous : vous pouvez acheter un carnet dédié à la rédaction de vos objectifs quotidiens, les inscrire sur une ardoise aimantée sur votre réfrigérateur ou encore les noter sur votre smartphone.

Je suis réaliste

Il faut éviter de surcharger votre to-do list : bien que nous soyons toutes des superwomen, en réalité nous ne pouvons pas accomplir des dizaines de tâches par jour ! Si vous ne parvenez pas à cocher la moitié des objectifs que vous vous êtes fixés, vous allez ressentir un sentiment de frustration, voire de culpabilité, qui entraînera sûrement une perte de glow mentale et physique.

Fixez-vous 3 top priorités par jour : ce sont 3 tâches que vous devez absolument réaliser aujourd'hui. Vous pouvez ensuite inscrire 3 objectifs bonus : 3 missions qu'il serait bien de pouvoir accomplir dans la journée, mais qui ne sont pas non plus indispensables. La notion de « bonus » est positive, puisque réaliser une de ces 3 tâches vous donnera un sentiment de fierté, mais ne pas y parvenir ne vous fera pas perdre confiance en vous, puisqu'elles sont facultatives !

Je vais du macro au micro

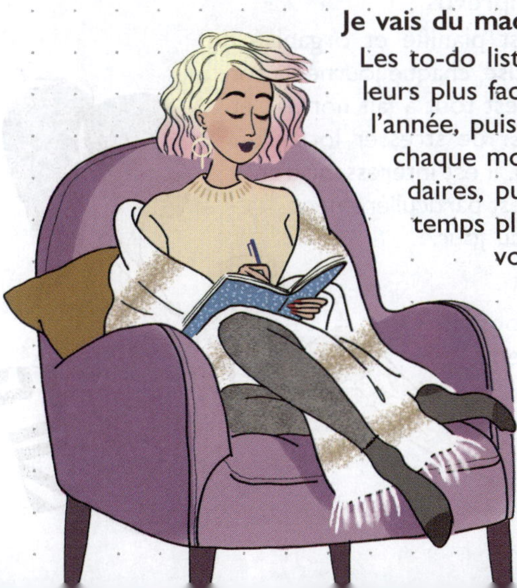

Les to-do lists ne sont pas forcément quotidiennes ! Il est d'ailleurs plus facile de commencer par noter tous vos objectifs de l'année, puis de les découper en plus petites actions concrètes chaque mois, que vous diviserez ensuite en tâches hebdomadaires, puis journalières. Un objectif nécessite la plupart du temps plusieurs étapes avant d'être atteint. Cette méthode vous invite à partir du macro (le plus grand objectif) pour le diviser jusqu'au micro (le plus petit objectif). Par exemple, si votre objectif est de créer votre propre marque de vêtements, vous n'allez pas l'inscrire tel quel sur votre to-do list du jour. Cela va vous prendre des mois, et vous devrez diviser ce grand but en plus petits objectifs mensuels (créer un site Internet, trouver un fournisseur de matières premières, créer l'identité visuelle de la marque, etc.) et en tâches quotidiennes (créer un article, envoyer une demande de devis à 10 fournisseurs, dessiner un logo...).

Je suis la plus précise possible

Plus vous serez précise dans la planification et plus vous réaliserez les tâches facilement et efficacement.

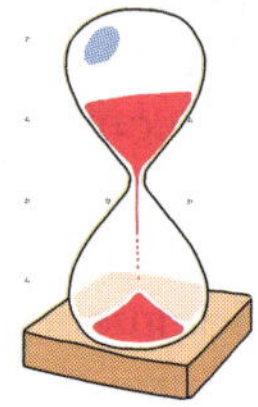

➾ Pour chaque objectif sur votre to-do list, inscrivez ces 4 éléments : une activité, un lieu, une date, un jour.

➾ Dans la mesure du possible, essayez de décliner chaque top priorité en sous-objectifs. Par exemple, s'il est inscrit sur votre to-do list du jour « terminer le mémoire », précisez en indiquant toutes les étapes qu'il vous reste à effectuer pour y parvenir, par exemple « rédiger le chapitre 5, la conclusion et la bibliographie ».

Je définis une durée pour chaque tâche

Il nous est toutes déjà arrivé de surestimer ce que nous pouvons accomplir en une journée et, dans un élan de motivation, d'inscrire plus d'objectifs sur notre to-do list que nous ne disposons d'heures. Définir une durée pour chaque tâche permet de savoir approximativement combien de temps va nous prendre la réalisation de chaque objectif, et ainsi d'être plus réaliste et de mieux orchestrer nos journées. Concrètement, au lieu d'inscrire « faire les courses », indiquez « faire les courses, ~ 30 min ».

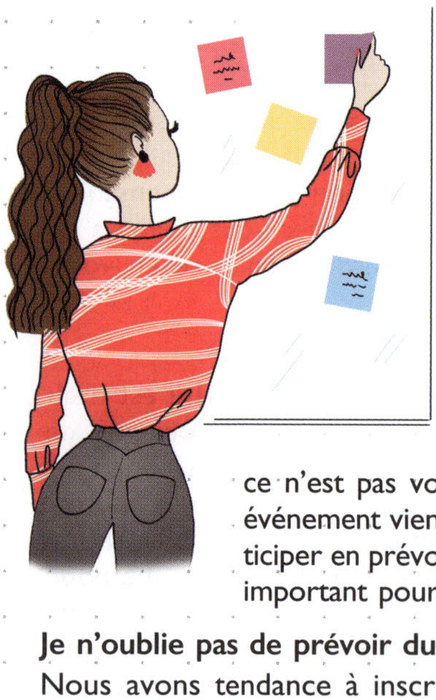

Je segmente ma to-do list en catégories distinctes

Afin d'avoir une vue d'ensemble lisible et organisée, évitez d'inscrire de sortir les poubelles juste en dessous de la rédaction d'un dossier professionnel ! Essayez de segmenter vos activités en catégories bien distinctes et cohérentes, par exemple : pro, perso, maison.

Je prévois les imprévus

Même si tout est planifié et organisé de manière très précise, chaque journée a son lot d'imprévus, c'est tout à fait normal, et ce n'est pas votre faute ! Pour éviter de stresser lorsqu'un événement vient perturber vos plans, il est intéressant d'anticiper en prévoyant un plan B. Cela est particulièrement important pour les 3 top priorités du jour.

Je n'oublie pas de prévoir du temps pour moi !

Nous avons tendance à inscrire toutes nos responsabilités professionnelles au détriment de nos moments de distraction et de relaxation personnels, dont nous avons pourtant bien besoin pour garder un état d'esprit serein et glowy !

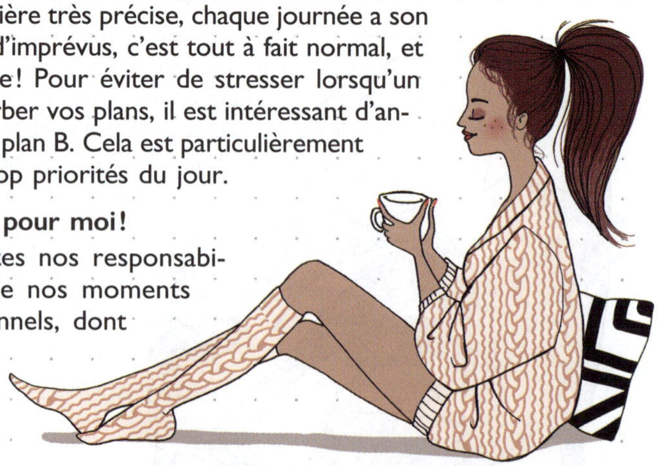

N'oubliez pas que prendre soin de vous est essentiel pour votre santé physique et mentale, et qu'il est contre-productif de ne pas faire de pause pour se ressourcer, se recentrer, se rebooster, se rafraîchir ou se changer les idées. Cela perdra sans doute un peu de spontanéité, mais si vous êtes une «workaholic», inscrivez sur votre planning des moments rien que pour vous!

Je veille à équilibrer le pro et le perso
Prendre l'habitude de planifier votre vie pro et perso vous permet également de calculer à la fin de la semaine ou du mois combien de temps vous consacrez à votre travail, votre famille, vos amis, vos loisirs, etc., et de pouvoir éventuellement réajuster le temps alloué à chacun, afin de créer un équilibre indispensable à votre santé mentale, physique, et à votre glow!

En plus de votre to-do list, vous pouvez utiliser une application agenda (Google Agenda qui est gratuit, par exemple) pour associer un code couleur bien précis à chaque type de tâche (violet pour les rendez-vous pro, rose pour les rendez-vous perso, rouge pour les tâches administratives…). Cela vous permet de savoir immédiatement la nature des tâches à accomplir dans la journée, dans la semaine, ou dans le mois, et d'avoir une meilleure vue d'ensemble.

Je profite des petits bonheurs de la vie!

Il n'y a pas de petit bonheur

Dans la vie, il faut savoir profiter de chaque instant, de chaque source de bonheur. Tout est potentiellement une raison de s'émerveiller et d'être heureuse. Cela dépend du regard que l'on porte sur les instants de vie. Mettez vos sens en éveil : cela peut être aussi simple que de se délecter de la première gorgée de café le matin, d'entendre les oiseaux chanter en ouvrant ses volets, de caresser son animal de compagnie en partant de chez soi, de sentir l'odeur du pain chaud en passant devant la boulangerie, ou encore de voir un enfant embrasser sa mère devant l'école… Le plus important est finalement de vivre ces instants du quotidien en pleine conscience. Vous vous rendrez peu à peu compte que s'émerveiller de tout vous permet d'évoluer dans une bulle de positivité, qui vous entraîne dans un cercle vertueux. Une énergie très good mood et glowy!

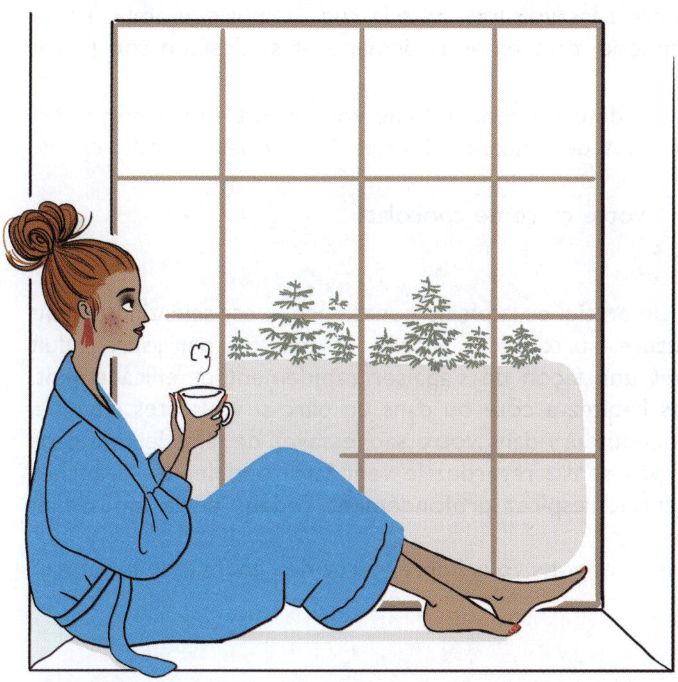

Capter les petits bonheurs grâce à la pleine conscience

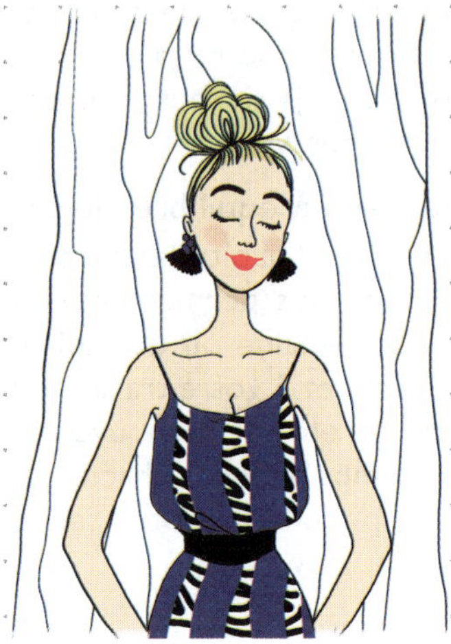

J'expérimente la pleine conscience

Qu'est-ce que c'est, exactement ? C'est vivre l'instant au présent ! Ne pas penser à ses souvenirs, ni anticiper l'avenir, mais réaliser des actions en étant présente de corps et d'esprit.
Pourquoi ? On accorde plus d'importance à ce que l'on est en train de vivre, on se rend vraiment compte de ce que l'on fait, et cela nous permet d'être moins stressées, et donc plus glowy !
Il ne faut pas vivre dans le passé, puisque de toute façon on ne pourra jamais le changer. Avoir des rêves et des objectifs à réaliser dans plusieurs années, c'est super, mais constamment vivre en imaginant ce que nous serons et ferons plus tard nous empêche d'être heureuses à l'instant T.

J'éveille mes sens

Lorsque vous sentez votre esprit divaguer, rattachez-vous au présent et créez une image mentale avec la méthode 5, 4, 3, 2, 1 :

- 5 choses que vous pouvez voir maintenant : le canapé, le tapis, le plafond, la lampe et la fenêtre, tout en faisant attention aux formes et aux couleurs.
- 4 choses que vous pouvez toucher : vos cheveux, le clavier d'ordinateur, votre verre d'eau, votre bouquet de fleurs, tout en prêtant une attention toute particulière aux textures de chacune.
- 3 choses que vous pouvez entendre : les voitures dans la rue, la musique ambiante et la voix de votre collègue au téléphone, tout en vous demandant si c'est un son plutôt grave ou aigu, faible ou fort.
- 2 choses que vous pouvez sentir : l'odeur du chocolat que vous venez de manger, votre parfum sur vos poignets, tout en vous demandant s'il s'agit d'une odeur florale, épicée ou plutôt boisée.
- 1 chose que vous pouvez goûter : votre carré de chocolat !

Je pratique avec le bain de nature

Le bain de nature est un bon moyen de pratiquer la pleine conscience. Il est scientifiquement prouvé qu'être au contact de la nature, surtout des arbres, 15 minutes par jour, réduit considérablement notre stress. C'est une façon de s'apaiser rapidement et efficacement. Que cela soit dans une forêt si vous habitez à côté ou dans un parc si vous êtes citadine, laissez votre téléphone de côté, vos écouteurs dans votre sac, essayez de faire le vide dans votre tête en vous concentrant sur vos sens : regardez le vent faire onduler les branches des arbres, écoutez les oiseaux chanter, respirez profondément l'odeur de la mousse et touchez l'écorce des arbres.
Cela vous ramènera au moment présent, et vous vous imprégnerez de l'énergie de la nature !

Chapitre 4

Je rayonne à l'extérieur

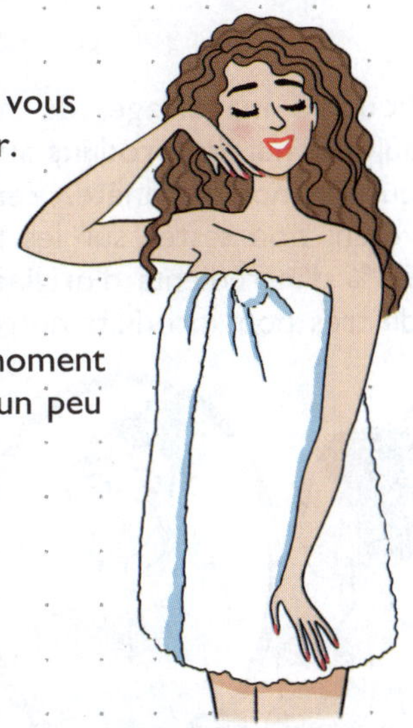

Maintenant que vous connaissez tous les tips pour prendre soin de vous de l'intérieur, vous êtes prête à sublimer votre glow à l'extérieur. Votre corps et votre esprit désormais bien nourris, vous pouvez chouchouter votre peau, vos cheveux, et vous faire plaisir en sublimant votre beauté naturelle avec des astuces skincare et un peu de maquillage… Ou beaucoup, si ça vous fait plaisir ! Le plus important est de vous accorder chaque jour un petit moment de détente selfcare, qui réchauffe le cœur et vous rend encore un peu plus rayonnante !

Le glow, une beauté au naturel

Je dis stop aux produits chimiques

De plus en plus de marques se lancent sur le marché des cosmétiques naturels et bio, et c'est tant mieux ! En effet, il faut faire attention aux perturbateurs endocriniens et autres produits néfastes pour notre santé que nous pouvons appliquer tous les jours sur notre peau sans même nous en rendre compte…

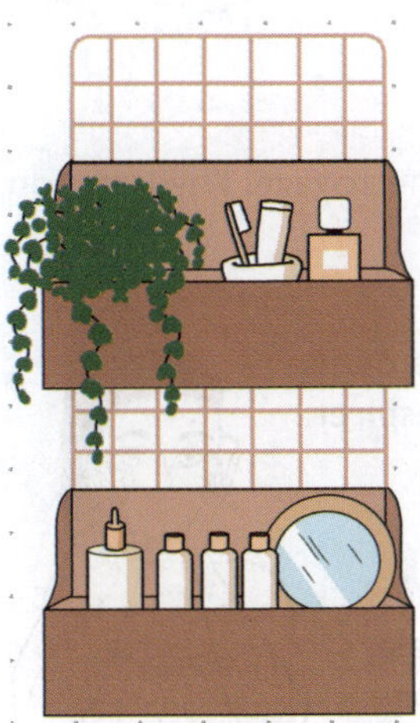

Il existe aujourd'hui de formidables outils sur Internet et des applications mobiles qui permettent de déterminer si le produit que vous envisagez d'acheter est sain ou non, rien qu'en scannant le code-barres. Alors, pensez-y, cela ne prend que quelques secondes !

SOS perturbateurs endocriniens !
Les cosmétiques naturels et bio ne contiennent pas de perturbateurs endocriniens. Le perturbateur endocrinien peut imiter, bloquer ou perturber les hormones et les récepteurs hormonaux, ce qui peut avoir des effets néfastes à la fois sur notre santé, mais aussi sur l'environnement et la flore. Utiliser des produits naturels va donc dans le sens de notre approche globale respectueuse de notre santé, de notre corps, de l'environnement et des animaux.

Je passe aux produits bruts

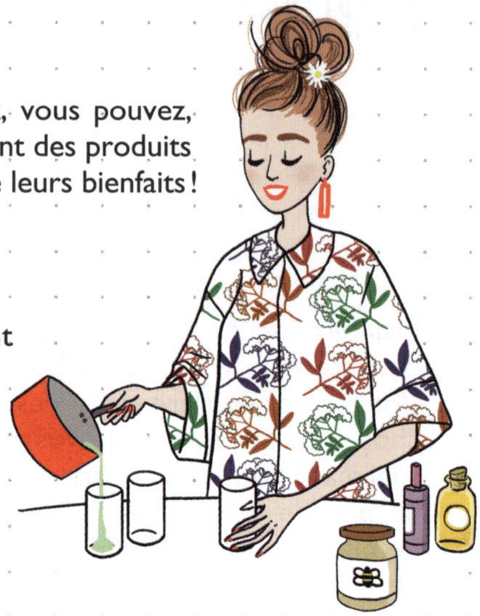

Pour assurer la naturalité des ingrédients que vous utilisez, vous pouvez, comme pour l'alimentation, sélectionner et utiliser directement des produits bruts. Il ne vous reste qu'à choisir les produits en fonction de leurs bienfaits !

Je choisis du make up respectueux

Pour le maquillage, de nombreuses marques proposent aujourd'hui des produits aussi respectueux de notre peau que de notre planète. Vérifiez qu'ils sont certifiés bio, vegan, non testés sur les animaux, composés à plus de 90 % d'ingrédients d'origine naturelle, et vous aurez déjà de très bons produits entre les mains.

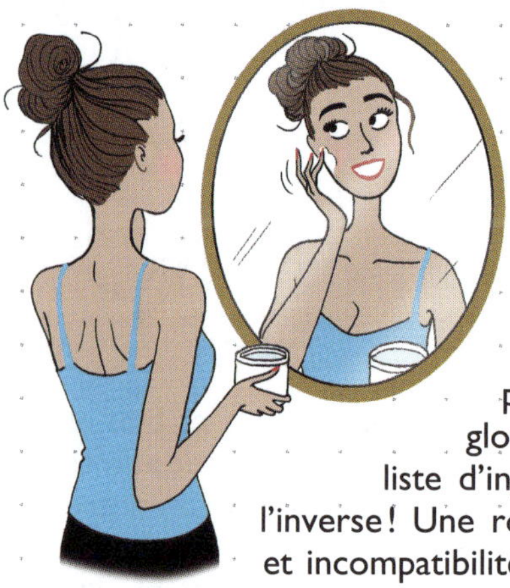

Less is more

Jusqu'en 2017, la « 10 steps skincare routine » était encore en vogue en Corée. Il s'agissait d'une routine de soin de la peau en 10 étapes, rien que cela ! Deux ans plus tard, les Coréennes avaient remplacé cette routine bien fastidieuse par… « la skip-care routine », une routine très minimaliste, se concentrant sur les produits essentiels. Effectivement, la peau n'a pas besoin de dizaines de produits pour être saine et glowy. De la même manière qu'un produit ne nécessite pas une liste d'ingrédients à rallonge pour être efficace. En réalité, c'est tout l'inverse ! Une routine minimaliste permettra d'éviter les irritations, allergies, et incompatibilités de certaines formules entre elles.

Les étapes vraiment essentielles de ma routine skin

Le plus important se résume aux gestes suivants : le démaquillage, le nettoyage, l'hydratation, la nutrition, et l'exfoliation !

Démaquillage

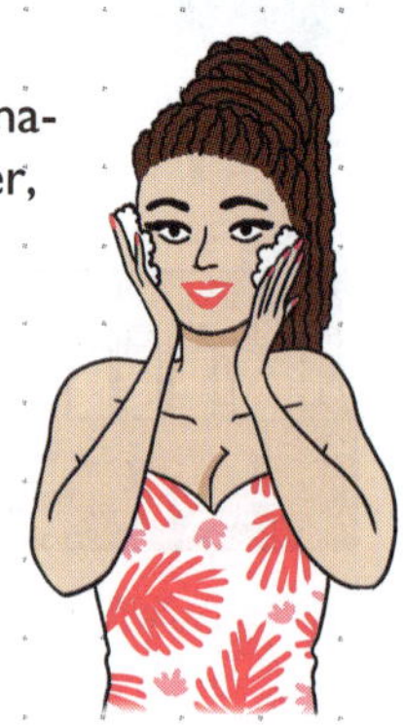

On peut se maquiller quotidiennement, mais il est indispensable de se démaquiller tous les soirs pour ne pas obstruer ses pores, laisser sa peau respirer, et lui permettre d'effectuer correctement son travail nocturne.

Nettoyage

Nettoyer sa peau le soir est indispensable pour enlever les derniers résidus de maquillage, et accueillir les produits de soin de manière optimale, afin qu'ils pénètrent correctement dans la peau. Le matin, le nettoyage en profondeur n'est pas indispensable pour tout le monde, il peut être utile si vous avez la peau très grasse, sinon vous pouvez simplement la rafraîchir avec une lotion tonique telle qu'un hydrolat de rose.

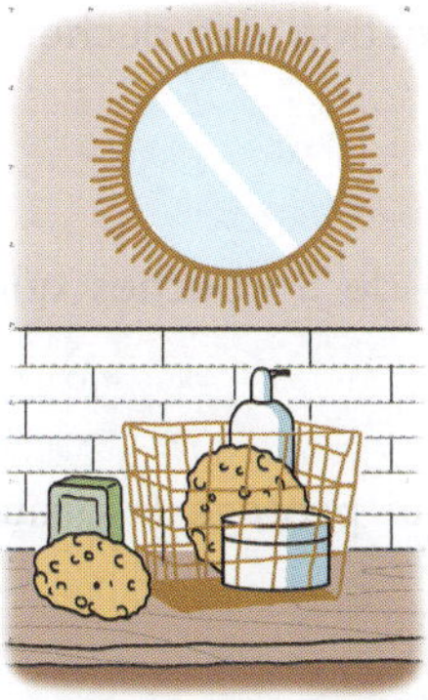

Hydratation et nutrition

Peu importe votre type de peau, il est nécessaire de l'hydrater, en commençant par l'abreuver de l'intérieur, avec 2 litres d'eau par jour. Mais il est également indispensable d'appliquer une crème ou un gel hydratant quotidiennement.
Si l'hydratation est indispensable, la nutrition varie d'un type de peau à l'autre, mais sera nécessaire pour les peaux sèches et matures.

Exfoliation

Plus on vieillit, et plus il est intéressant d'aider sa peau dans son mécanisme naturel d'exfoliation, car les cellules se renouvellent de moins en moins rapidement. Les cellules mortes restent en surface, ternissent l'éclat du teint. L'exfoliation chimique (pas les gommages, nous y reviendrons plus tard !) permet ainsi de retrouver le glow et de limiter l'apparition des boutons et des rides.

Une vision holistique : une beauté venant de l'intérieur qui rayonne à l'extérieur

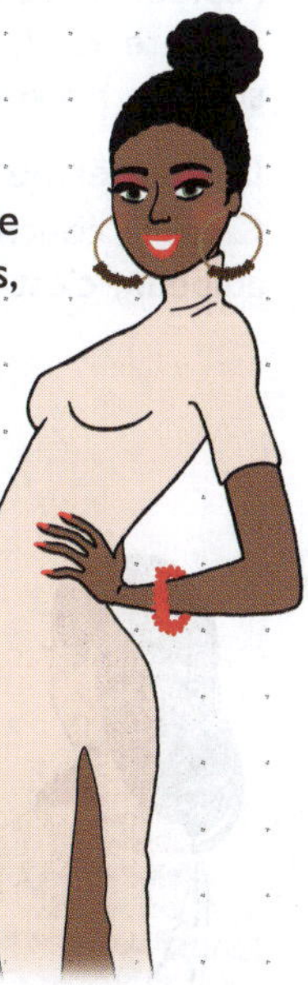

La beauté ne se résume pas à notre enveloppe physique. La vision holistique de la beauté renvoie à l'âme, à l'esprit, à nos sens, et considère que nos pensées, nos émotions, nos interactions et notre hygiène de vie ont un impact direct sur notre bien-être et notre physique. Une crème ne pourra jamais autant révéler notre glow en puissance que des pensées positives, une alimentation saine, une activité physique régulière et un sommeil de qualité.
L'ensemble de nos actions a un impact sur notre glow. Adopter une vision holistique de la beauté, c'est faire la paix et retrouver une harmonie avec nous-même, et avec le monde qui nous entoure.

Je détermine les besoins de ma peau

Prendre soin de sa peau au naturel demande d'abord de connaître ses besoins et d'être familière avec les solutions naturelles à lui apporter !

La peau, comment ça marche ?

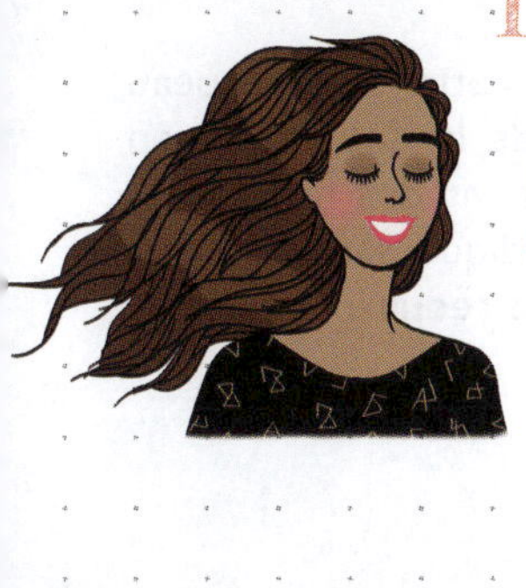

Les fonctions de la peau

Notre peau exerce de nombreuses fonctions différentes : en tant qu'organe sensoriel, elle nous fournit des informations importantes (chaleur, froid, douleur…). Sa fonction protectrice nous préserve des agressions extérieures (vent, soleil, germes…). C'est également un réservoir à nutriments et à eau, ainsi que l'un des 5 grands organes émonctoires (avec les reins, le foie, les intestins et les poumons) qui permet l'élimination des déchets par la transpiration.

La composition de la peau

La peau est le plus grand organe du corps humain ! Elle est composée de 3 couches qui remplissent chacune une fonction particulière.

L'épiderme

Aussi fine qu'une feuille de papier, l'épiderme est la couche externe qui protège la peau des agressions extérieures.

Le derme

Situé juste sous l'épiderme, le derme est plus épais que ce dernier, et est responsable à la fois de l'élasticité et de la fermeté de la peau. Il abrite notamment les vaisseaux sanguins qui fournissent des nutriments à l'épiderme et les fibres nerveuses qui nous permettent de détecter la température, la douleur, les démangeaisons, la pression, etc.

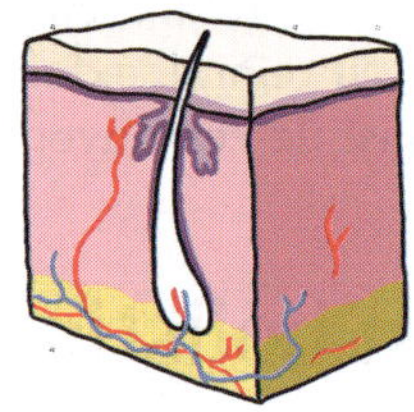

L'hypoderme

C'est la couche la plus profonde de la peau, et elle est principalement composée de tissus adipeux, c'est-à-dire la graisse sous-cutanée, qui permet de protéger du froid et de stocker l'énergie. On y trouve aussi les racines capillaires (des cheveux et des poils) et les glandes sudoripares qui sécrètent la sueur.

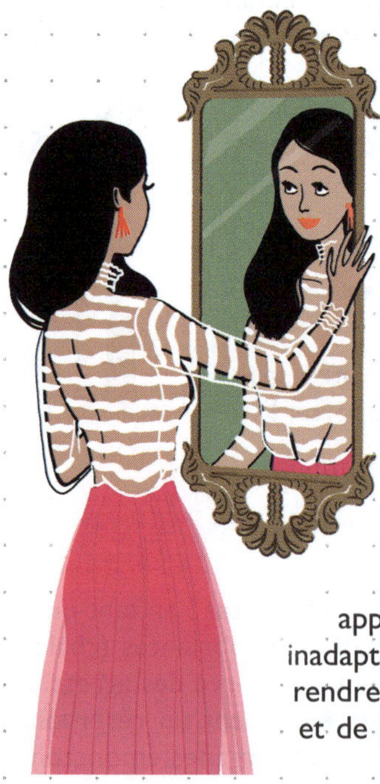

La barrière hydrolipidique

Au-delà de ces 3 couches, il existe, à la surface de l'épiderme, un film qui agit comme une barrière protectrice en défendant la peau contre les bactéries néfastes, tout en préservant sa souplesse et son hydratation : le film hydrolipidique. Principalement composé de sueur, de sébum et d'eau provenant des couches profondes de la peau, il recouvre la totalité de sa surface et permet de retenir l'hydratation naturellement présente dans la peau. Abîmer ce film favorise donc la déshydratation. Bien qu'il soit souvent malmené, nous devons le préserver au maximum.

Je réduis les agressions

En faisant des gommages à grains, en frottant votre peau avec une serviette-éponge en sortant de la douche ou en appliquant des produits trop abrasifs, notamment des nettoyants inadaptés, vous agressez votre barrière hydrolipidique sans vous en rendre compte. Il est donc fortement conseillé de réduire ces gestes et de prendre de nouvelles bonnes habitudes.

Je préserve mon film hydrolipidique

Vous pouvez mettre en place de nouvelles routines respectueuses de ce film naturel pour le protéger : utilisez plutôt un nettoyant doux, comme un pain de savon surgras, préférez l'exfoliation chimique, tapotez délicatement votre peau en sortant de la douche, évitez de gratter votre visage et de percer vos boutons, et renforcez cette barrière avec des huiles végétales adaptées à votre type de peau, pour éviter l'évaporation de l'eau naturellement présente dans la peau.

L'exfoliation *chimique* ne s'oppose pas ici à *naturelle* mais à *physique*, une exfoliation chimique peut être naturelle (voir p. 73)!

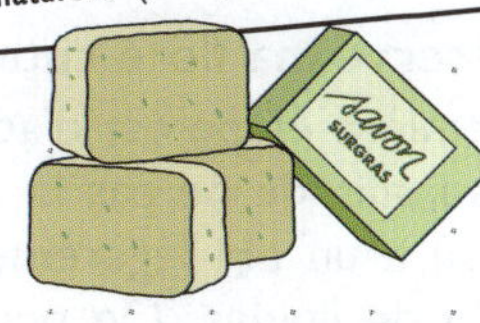

Le microbiome cutané

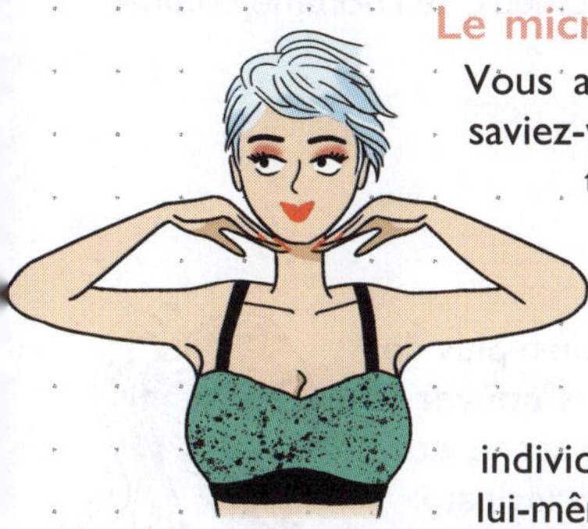

Vous avez sûrement déjà entendu parler de « flore intestinale », mais saviez-vous qu'il existait une « flore cutanée » ? Comme dans votre intestin, il existe en surface de l'épiderme un écosystème constitué de milliards de micro-organismes vivants qui permettent de maintenir votre peau glowy et éclatante de santé !

Une composition unique

La composition du microbiome cutané est propre à chaque individu et fluctue au cours de notre vie. Notre microbiome abrite lui-même des communautés microbiennes différentes en fonction des milieux du corps (zones grasses comme l'intérieur des oreilles, l'arrière du cuir chevelu, etc., zones sèches comme les bras, les paumes des mains, les fesses, etc., et les zones humides comme l'intérieur des narines, les aisselles, le nombril, etc.). Certains scientifiques considèrent le microbiome comme notre deuxième génome ! Il est le résultat de plusieurs facteurs : la génétique et notre mode de vie personnel (alimentation, environnement, etc.). Le microbiome d'une personne exposée à la pollution sera composé de bactéries différentes de celles d'une personne habitant dans une zone non polluée.

Une fonction protectrice

Le microbiome cutané est constitué de champignons, virus et bactéries. Pas très sexy, n'est-ce pas ? Cependant cette sous-population est indispensable pour lutter contre les infections et les agressions extérieures. Le microbiome cutané a un rôle protecteur : il ne cesse de travailler dur pour préserver notre peau des mauvais micro-organismes, de la pollution, des UV, de l'évaporation, pour limiter l'impact du stress oxydatif sur nos cellules et maintenir son pH idéal.

Les conséquences d'un microbiome déséquilibré

La peau dispose de moyens de défense, comme le film hydrolipidique ou le pH cutané, qui empêchent le développement anarchique des bactéries, mais lorsque des micro-organismes indésirables se développent en trop grand nombre et s'installent, la peau n'arrive pas à y faire face, et des déséquilibres apparaissent. Cette augmentation, ou déficience du microbiome est appelée « dysbiose ». La peau est moins éclatante de santé, et des études

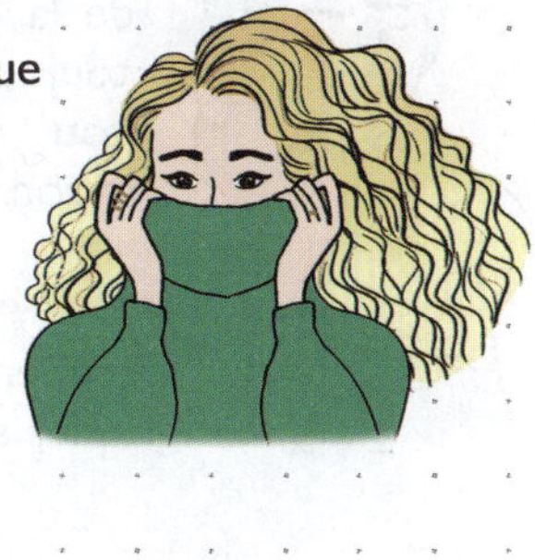

ont démontré le lien entre le dérèglement du microbiome et l'apparition de manifestations cutanées, comme la dermatite atopique, l'eczéma, ou encore l'acné vulgaire. D'ailleurs, le microbiome cutané est acquis pendant la naissance, lors du passage par la flore vaginale de la mère. Ainsi, les individus nés par césarienne seraient plus à risque de développer ces maladies.

Je préserve ma flore cutanée

La première étape est d'adopter une hygiène douce et d'utiliser un savon adapté au pH de sa peau, afin de ne pas la dessécher et ainsi éviter de perturber l'équilibre du microbiome. La peau a un pH légèrement acide et le savon alcalin prive la flore cutanée de sa couche humide de lipides. On peut alors le remplacer par un pain de savon surgras : en plus de préserver la barrière hydrolipidique, il est zéro déchet, donc respectueux de l'homme comme de sa maison !

Je détermine mon type de peau

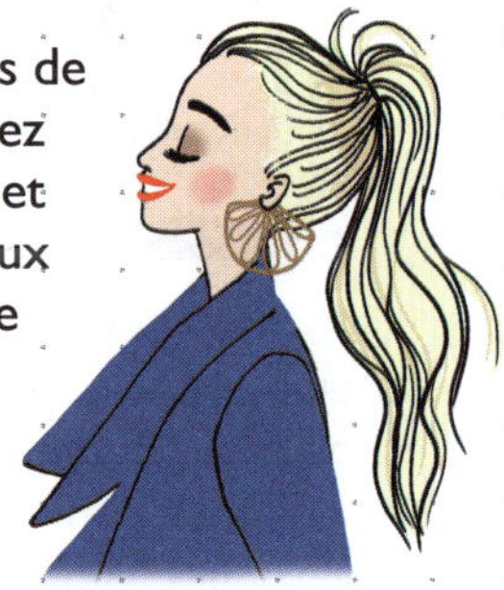

Déterminer son type de peau n'est pas une mince affaire. Il existe bien plus de types que nous l'imaginons, et certains peuvent se combiner. Vous pouvez tout à faire avoir une peau mixte et déshydratée, ou une peau sèche et sensible. Vous allez trouver ici les grandes caractéristiques des principaux types de peau pour vous aider à déterminer le vôtre. À savoir que le type de peau peut évoluer avec l'âge, l'environnement ou encore notre mode de vie et d'alimentation. Au-delà du type de peau, cette dernière est sensible aux changements de saison, à l'activité hormonale ou encore à l'application de certains produits inadaptés.

La peau normale

C'est la peau dont on rêve toutes ! Une peau sans préoccupation particulière, qui arbore fièrement des pores assez resserrés, un teint relativement lumineux, et qui ne connaît pas souvent de sensations de tiraillements ou d'inconfort.

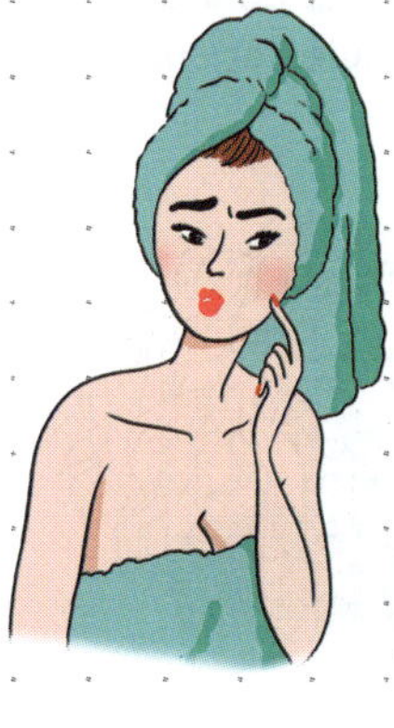

La peau grasse

C'est votre cas si votre peau a tendance à briller fortement au cours de la journée, vous agaçant avec un aspect gras et luisant qui gagne toujours la bataille contre votre poudre matifiante. Pour couronner le tout, vos pores sont larges, obstrués, et cela favorise souvent l'apparition de boutons et de points noirs.

D'où vient le problème ?

Ce phénomène de peau grasse est dû au fonctionnement excessif des glandes sébacées, qui sécrètent trop de sébum. Les premières causes sont la génétique et les hormones. Un dérèglement hormonal, notamment avec les androgènes, ou une augmentation des taux d'hormones, peut aussi être associé à une surproduction de sébum appelée « hyperséborrhée ». Ce problème concerne 80 % des adolescents et peut s'accompagner, ou non, d'acné. La peau grasse peut également survenir dans le cas d'une consommation d'hormones d'origine médicamenteuse (œstrogènes, progestatifs, notamment avec la pilule contraceptive). L'utilisation de produits de soin trop agressifs peut aussi être responsable d'une peau grasse.

Comment restaurer mon glow naturellement ?

Pour arborer un teint lumineux mais pas gras, on évite les produits astringents et décapants comme beaucoup de nettoyants et gommages « anti-acné » vendus dans le commerce. Ils éliminent l'excès de sébum immédiatement, mais ont également la fâcheuse tendance à dessécher totalement la peau, qui, pour se protéger, va produire encore plus de sébum. Votre peau grasse revient, et vous ressentez le besoin de la nettoyer à nouveau. Dites stop à ce cercle vicieux !

➾ Utilisez plutôt un pain de savon solide surgras, aussi respectueux de votre barrière hydrolipidique que de la planète, ou du rhassoul, cette argile qui peut également être posée en masque pendant une vingtaine de minutes, et qui a la particularité de réguler l'excès de sébum au fil des utilisations.

➾ Vous pouvez également verser quelques gouttes d'huile de jojoba dans votre crème hydratante, ou carrément la remplacer par cette huile végétale dont la composition se rapproche fortement de celle… de notre sébum ! Contrairement à ce qu'on pourrait croire, appliquer de l'huile sur du sébum va permettre de rééquilibrer la peau. En donnant à votre peau ce qu'elle produit en excès pour se protéger, elle va se dire « finalement, je n'ai pas besoin de produire autant de sébum, j'en ai déjà assez ». 3 à 5 gouttes d'huile de jojoba suffisent le matin et le soir pour constater une amélioration au fil des mois. Un effet « détox » peut survenir (hello, petite éruption cutanée), si votre peau ressent le besoin d'éliminer des déchets. Cela dure en moyenne 1 à 2 semaines. Le prix à payer pour afficher par la suite une peau plus lisse et moins grasse !

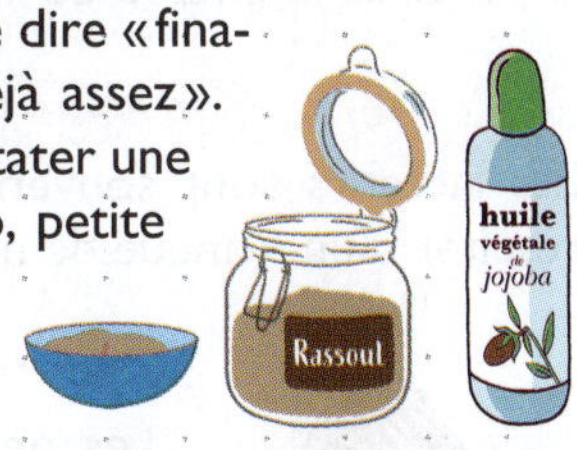

La peau mixte

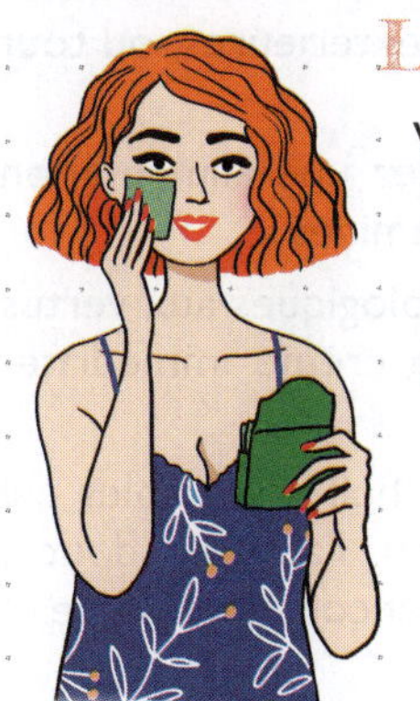

Votre peau est normale le matin, une fois nettoyée et maquillée, mais plus vous avancez dans la journée, plus elle a tendance à briller sur la zone T, si bien que vous avez toujours un papier absorbant ou une poudre pour vous rematifier le nez, le front et le menton après le déjeuner ! Vous avez souvent des boutons et des points noirs sur cette zone. Pourtant, vos joues affichent un aspect « normal », c'est-à-dire qu'elles ne sont pas sujettes à un excès de sébum, vos pores sont plus resserrés, et vous avez moins d'imperfections sur cette zone.

D'où vient le problème ?

Comme pour la peau grasse, il existe de nombreux facteurs responsables de la peau mixte : génétiques, hormonaux ou externes. Le tabac notamment a tendance à boucher les pores et à perturber l'équilibre hormonal. L'alimentation trop riche en graisses saturées et trans, ainsi qu'en sucre raffiné, ou encore la pollution, le stress, et les produits comédogènes ou non adaptés à son type de peau peuvent aussi participer à rendre la peau mixte.
Ne désespérez pas ! La peau mixte est le lot de la majorité des jeunes adultes. À partir de 35 ans, elle devient de moins en moins grasse, du fait de l'évolution des sécrétions hormonales.

Comment restaurer mon glow naturellement ?

➾ Comme pour la peau grasse, évitez les produits « anti-acné », et utilisez de l'huile de jojoba.

La peau sèche

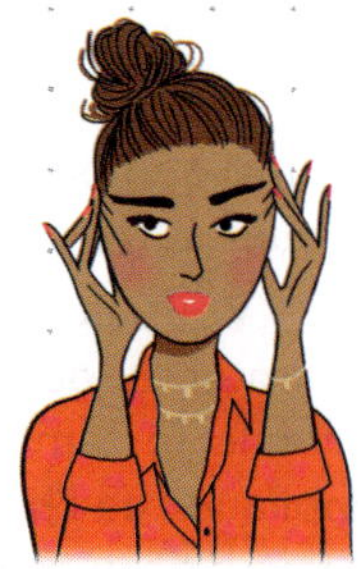

Attention à ne pas confondre peau sèche et peau déshydratée. Ici, pas de manque d'eau mais une production de sébum insuffisante. C'est une peau fine et sensible qui présente un film hydrolipidique altéré et une barrière protectrice affaiblie, ce qui la rend plus vulnérable aux agressions extérieures. Comment la repérer ? Votre peau manque de souplesse, vous avez souvent des tiraillements, des rougeurs et de la desquamation sur la peau, et la finesse de votre peau rend les ridules plus visibles.

D'où vient le problème ?

Les facteurs sont souvent génétiques et hormonaux, mais la peau sèche peut également résulter d'un manque de nutrition quotidienne ou de l'exposition à des agressions extérieures.

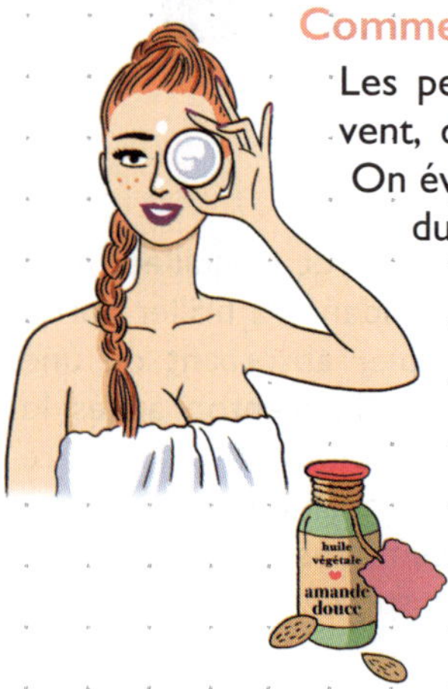

Comment restaurer mon glow naturellement ?

Les peaux sèches sont encore plus vulnérables en hiver, pâtissant du vent, de l'air sec des habitations chauffées et des températures basses. On évite de l'exposer trop souvent à ces agressions extérieures, ou tout du moins, on la protège bien !

➾ Buvez 2 litres d'eau par jour, et adoptez une alimentation nutritive, riche en bonnes graisses et en vitamines !

➾ Utilisez des soins naturels et certifiés biologiques aux vertus nourrissantes et hydratantes. Appliquez une crème immédiatement en sortant de la douche.

➾ Vous pouvez également opter pour des huiles végétales qui nourrissent les peaux sèches, comme l'argan, l'amande douce, l'avocat, la bourrache, la rose musquée, ou encore le sésame.

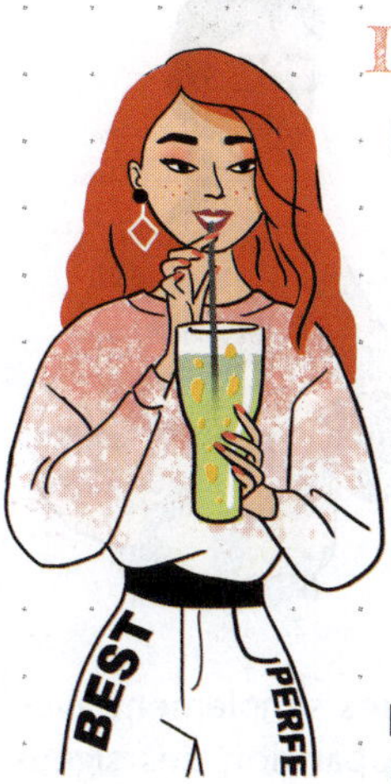

La peau déshydratée

La déshydratation touche beaucoup de personnes. Ainsi, on peut avoir une peau grasse, sèche ou encore mixte *et* déshydratée. La déshydratation, qui correspond à un manque d'eau, provoque des sensations de tiraillement sur des zones ciblées (comme le front ou les joues), un manque d'éclat, et donc de glow !

D'où vient le problème ?

Cela est dû à un déficit en eau dans la peau. La barrière hydrolipidique, qui retient l'hydratation, peut être endommagée à cause de produits abrasifs, de gommages, ou encore de mauvaises habitudes comme frotter la peau avec une serviette de toilette après la douche. La déshydratation peut également être due à un manque d'hydratation interne et externe.

Comment restaurer mon glow naturellement ?

➾ Buvez beaucoup d'eau tout au long de notre journée. Adoptez une alimentation riche en fruits et légumes, qui sont gorgés d'eau, sans jamais oublier votre crème hydratante !

➾ Traitez votre peau avec beaucoup de douceur lors de la douche, et évitez les produits trop abrasifs, comme les nettoyants non adaptés, les gommages, ou encore les brosses nettoyantes électriques ou manuelles.

➾ Les huiles végétales, notamment de jojoba, de nigelle ou d'amande douce, permettent de faire barrière pour retenir l'hydratation naturelle de la peau. Vous pouvez chauffer 3 ou 4 gouttes dans vos mains, et masser votre visage (toujours de bas en haut !) avec l'huile. Il est également possible d'ajouter quelques gouttes d'huile végétale dans votre crème hydratante, de bien mélanger dans vos mains et d'appliquer sur votre visage.

La peau sensible

La peau est considérée comme sensible lorsqu'elle manifeste des signes d'inconfort, réagit mal à de nombreux produits, qu'elle rougit, marque et s'irrite rapidement et fréquemment.

D'où vient le problème ?

La peau sensible est le résultat d'une barrière cutanée défaillante, qui nous protège moins efficacement des agressions extérieures. La cause peut être génétique comme le résultat d'une routine de soins trop abrasifs.

Comment restaurer mon glow naturellement ?

Le mieux est de préserver votre peau en adoptant une routine de produits et de gestes de soin extrêmement doux et respectueux.

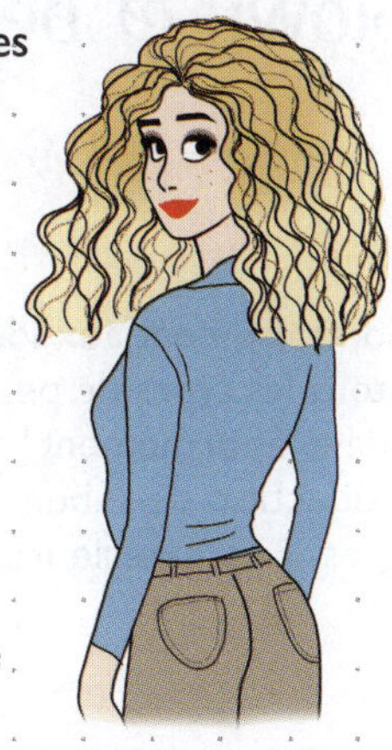

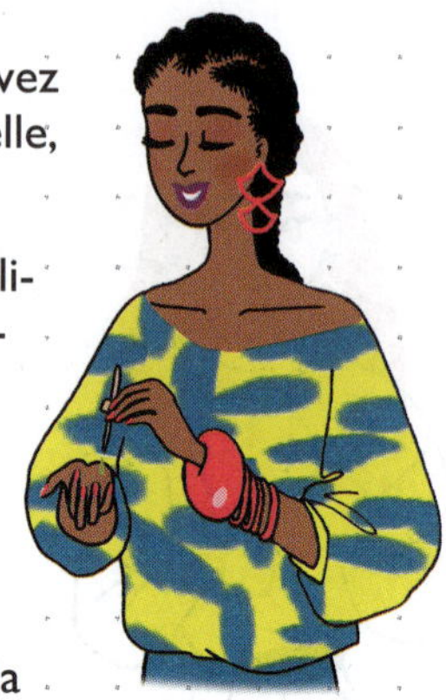

Appliquez le moins de produits possible, et lorsque vous n'avez pas le choix, optez pour la composition la plus minimaliste et naturelle, sans parfum.

Pour protéger votre peau contre les agressions extérieures, appliquez une huile végétale adaptée. Déterminez si, en plus d'être sensible, votre peau est plutôt grasse, mixte ou sèche et utilisez l'huile végétale adaptée (voir ci-dessous).

La peau mature

Le vieillissement biologique fait apparaître des rides et ridules, et la peau devient plus marquée. Ce n'est pas un problème, c'est le cycle de la vie ! Et, non, on vous le confirme, les rides ne peuvent pas être comblées simplement avec des produits de skincare. Cependant, certains soins peuvent ralentir l'apparition des signes de maturité de la peau, et certains gestes (p. 80) pourront lisser et défatiguer vos traits.

Comment restaurer mon glow naturellement ?

Il existe de nombreux actifs naturels capables de prévenir les rides et ridules, comme le millepertuis, qui a des propriétés réparatrices et régénérantes, ou encore les huiles essentielles d'immortelle (hélichryse) ou de rose musquée, aux formidables vertus antirides. Riches de puissants actifs, les huiles essentielles ont réponse à de nombreuses préoccupations, mais ces extraits de plantes sont à manipuler avec prudence, et encore plus au niveau cutané ! Si vous appliquiez les huiles essentielles pures, vous risqueriez de brûler votre peau, alors n'oubliez jamais de les diluer dans une huile végétale correspondant à votre type de peau.

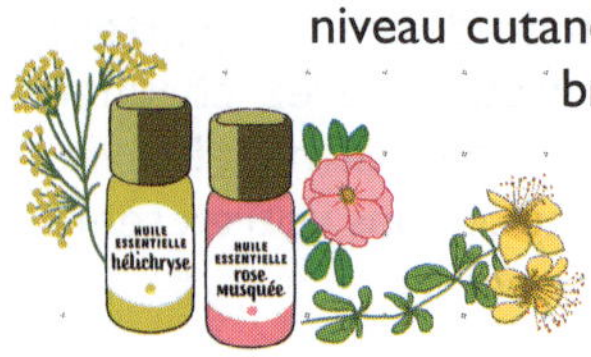

Dilution à 5 %, donc 5 % d'HE pour 95 % d'huile végétale, soit environ 40 gouttes (1,5 ml) pour un flacon de 30 ml d'huile végétale.

Glowy & beautyful au naturel !

Les huiles végétales pour hydrater (indirectement !) et nourrir ma peau

Contrairement aux idées reçues, les huiles sont adaptées à tous les types de peau, même les peaux grasses, qu'elles aident énormément ! Les huiles nourrissent, régulent la production de sébum, apaisent et protègent la peau des agressions extérieures et de la déshydratation.

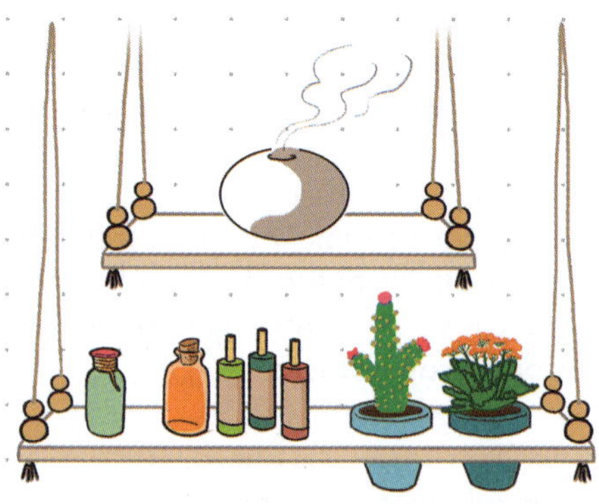

Quelle huile pour quel type de peau ?

Vous pouvez utiliser des huiles végétales quel que soit votre type de peau. En revanche, vous devez choisir une huile adaptée, car toutes les huiles ne conviennent pas à toutes les peaux. Les huiles provenant des climats froids ou tempérés, riches en acides gras de type oméga-3 et 6, sont adaptées aux peaux mixtes à grasses, tandis que les huiles issues des pays chauds, méditerranéens ou tropicaux, riches en acides gras monoinsaturés oméga-9 et en acides gras saturés, conviennent mieux aux peaux sèches.

Types de peau	Huiles adaptées
Pour toutes les peaux	L'huile de jojoba est un must have. Sa composition étant très similaire à celle du sébum humain, elle va, au fil des applications, équilibrer et réguler la production de sébum, peu importe que votre peau en manque ou qu'elle en produise trop, tout en renforçant le film hydrolipidique et en préservant la peau de la déshydratation. 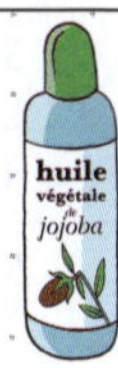
Peaux normales	Les huiles de pépins de raisin, de jojoba, de nigelle ou d'argan.
Peaux sèches à très sèches	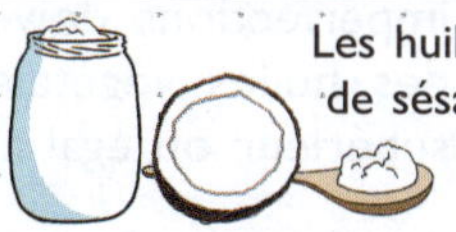 Les huiles de bourrache, d'argan, d'avocat, de coco, de sésame ou de germe de blé, pour leurs propriétés assouplissantes, nourrissantes et protectrices du film hydrolipidique.
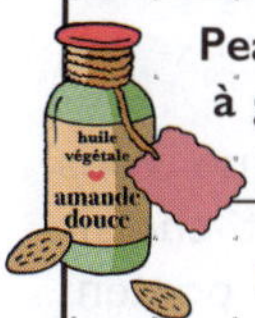 **Peaux mixtes à grasses et peaux à imperfections**	Les huiles de jojoba, de nigelle, de chanvre, de pépins de raisin, d'argousier ou de noisette.
Peaux sensibles	Les huiles d'amande douce, de chanvre et de sésame pour leurs propriétés apaisantes et réparatrices.
Peaux matures	Les huiles d'abricot, de rose musquée, d'onagre, ou encore de figue de Barbarie pour la nutrition, la souplesse et le glow. Mais la palme revient à l'huile de bourrache pour ses propriétés antirides, anti-déshydratation et stimulantes pour le renouvellement cellulaire (qui a tendance à ralentir avec l'âge !).
Peaux couperosées et post-acnéiques	Les huiles de tamanu de Tahiti (calophylle inophyle) et de carthame pour atténuer les rougeurs et les taches tout en améliorant la circulation sanguine.

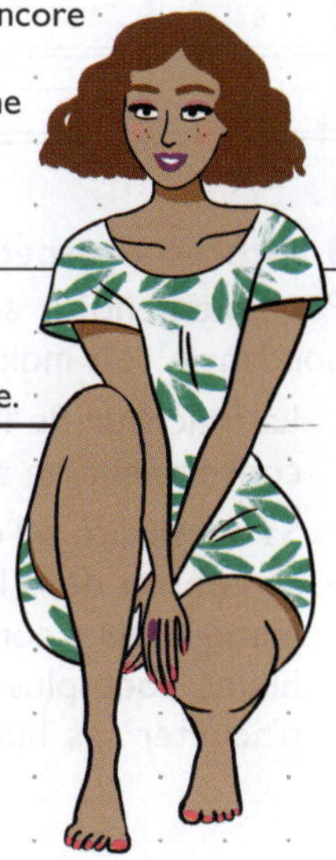

L'indice de comédogénicité

Le terme « comédogène » fait référence à un produit qui favorise la formation d'imperfections, telles que des comédons, des boutons ou des points noirs, en bouchant les pores de la peau. L'indice de comédogénicité se calcule sur une échelle de 0 à 5, de la moins, à la plus comédogène.

INDICE COMEDOGENE		HUILES VÉGÉTALES
0	non comédogène	Argan, jojoba, noisette, chanvre, avocat, babassu, baobab, camélia, cameline.
1	peu comédogène	Carthame, nigelle, pépins de raisin, sésame, neem, ou encore figue de Barbarie.
2	peu comédogène	Abricot, amande douce, macadamia, argousier, tamanu, onagre, ou encore bourrache.
3	comédogène	Rose musquée, coton, ou beurre de cacao.
4	comédogène	Coco, lin, noyau de pêche.
5	très comédogène	Germe de blé.

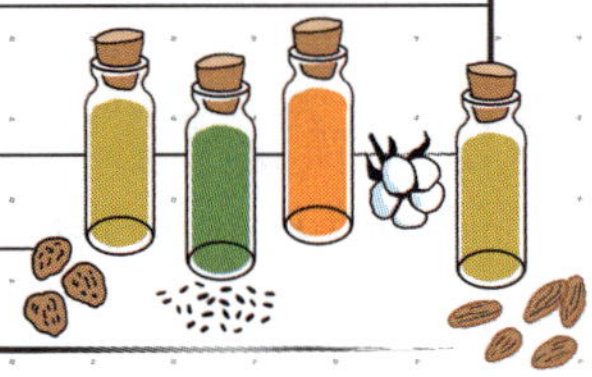

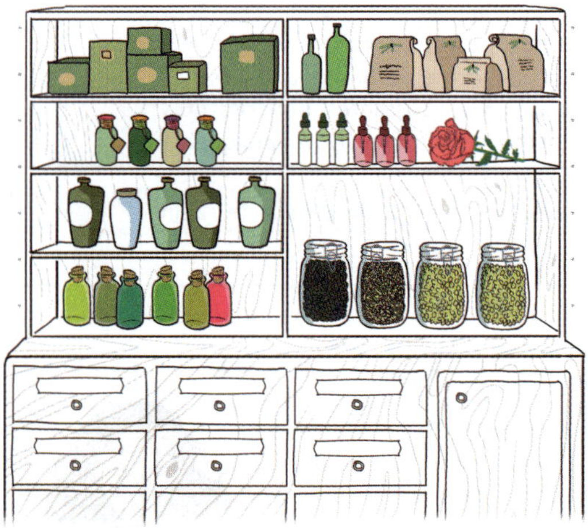

Les peaux mixtes, grasses et sujettes aux imperfections doivent s'abstenir d'appliquer des huiles végétales à indice comédogène supérieur ou égal à 3.

Comment choisir ses huiles végétales ?

Attention à la qualité de l'huile que vous achetez et à sa provenance. Il faut choisir des huiles végétales naturelles qui portent les mentions suivantes : « première pression à froid », « 100 % pure » et « certifiée biologique ». Vous pouvez en trouver dans les supermarchés, magasins biologiques, ou encore en pharmacie.

3 critères à respecter

Pour bien choisir son huile végétale, il faut veiller à ce qu'elle respecte 3 critères, correspondant à son indice de comédogénicité :

- La fraîcheur de l'huile : la première extraction doit s'effectuer à froid, et l'huile doit être conservée 1 an au maximum.
- Sa sensibilité à l'oxydation, sur une échelle de A à C. Les huiles s'oxydent naturellement au contact de la lumière, de l'air de la chaleur, et deviennent rances : elles sont alors automatiquement comédogènes, perdent leurs bienfaits, leur odeur et leur texture. Certaines huiles sont plus sensibles que d'autres à l'oxydation, c'est pourquoi il est préférable d'acheter ses huiles dans des contenants en verre, et plutôt opaques.

- La vitesse à laquelle elle pénètre la peau : plus une huile est épaisse, moins elle pénètre rapidement dans la peau, et plus elle a de chances de boucher les pores et de faire apparaître des boutons.

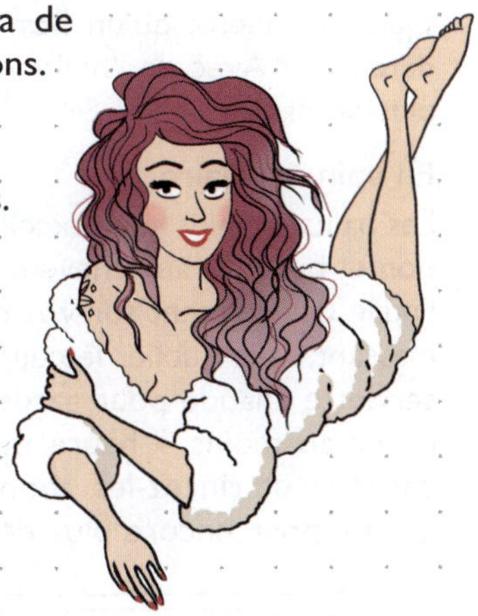

Comment utiliser les huiles végétales?

Les huiles végétales peuvent être utilisées de différentes manières.

En démaquillant

C'est la manière la plus douce et la plus respectueuse pour la peau et l'environnement, puisqu'on oublie les cotons! Versez dans vos mains quelques gouttes d'huile de jojoba, d'amande douce ou encore de nigelle, chauffez la matière, puis massez votre visage. L'huile décollera toutes les particules de maquillage, oui, oui, même votre mascara waterproof! Vous pouvez compléter ce démaquillage à l'huile par un nettoyage avec un pain de savon surgras, par exemple.

En excipient pour une huile essentielle

Appliquer des huiles essentielles pures peut brûler votre peau, c'est pourquoi il faut toujours diluer quelques gouttes dans une huile végétale.

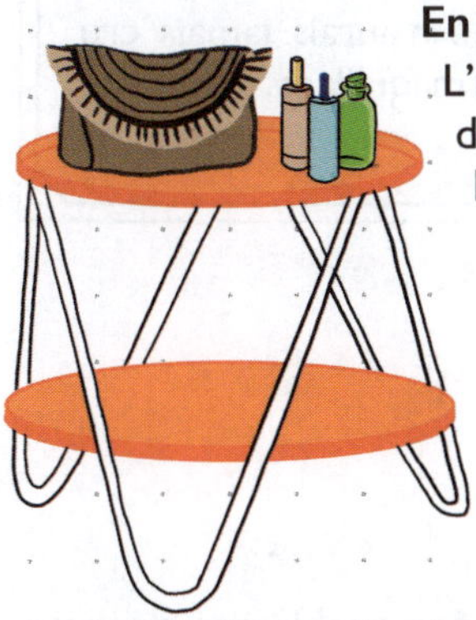

En soin visage

L'huile végétale, notamment de jojoba, peut réguler la production de sébum, mais toutes les huiles préservent l'hydratation de la peau. En fonction de leur composition, elles peuvent également avoir des vertus nourrissantes, assouplissantes, antirides, apaisantes, cicatrisantes, ou encore favoriser le renouvellement cellulaire.

3 à 5 gouttes suffisent pour tout le visage! Astuce : appliquez toujours vos huiles sur une peau humidifiée (avec un hydrolat, par exemple). Cela crée un conduit qui facilite l'absorption des huiles dans la peau. Chauffez les huiles dans vos mains, puis massez votre visage avec pendant quelques minutes. Ne rincez pas, laissez la peau absorber l'huile.

En soin corps

On peut les appliquer autant sur le visage que sur le corps. Certaines huiles sont d'ailleurs très adaptées au corps, comme l'huile végétale de pâquerette, aux vertus tonifiantes et raffermissantes, idéale pour le cou, le buste et la poitrine dont la peau est très fine, sensible et sujette aux rides et au relâchement. Les huiles d'argan, de coco et d'amande douce sont idéales pour nourrir, assouplir et adoucir la peau de votre corps. L'idéal est d'appliquer ses huiles végétales en massant ses jambes, ses bras, son ventre et son buste chaque soir après la douche. L'eau chaude a ouvert les pores, et c'est alors le moment parfait pour appliquer vos soins afin qu'ils pénètrent mieux. Attendez quelques minutes avant de vous glisser sous vos draps pour ne pas les tacher.

En huile de massage

Quoi de mieux qu'un bon massage pour libérer les tensions, relâcher les nœuds, et se détendre ? Avec de l'huile végétale de macadamia, d'argan ou d'amande douce, c'est encore plus agréable !

En soin capillaire

Les bains d'huiles sont excellents pour apporter souplesse, nutrition et brillance aux cheveux, tout en les renforçant. Appliquez l'huile directement sur vos cheveux secs ou humidifiés en les massant, sans oublier le cuir chevelu ! Enveloppez-les dans une serviette chaude pour garder la chaleur et l'humidité et laissez poser au moins 1 heure pour des résultats optimaux. Lavez vos cheveux et rincez-les abondamment. Terminez avec un jet d'eau fraîche pour encore plus de brillance !

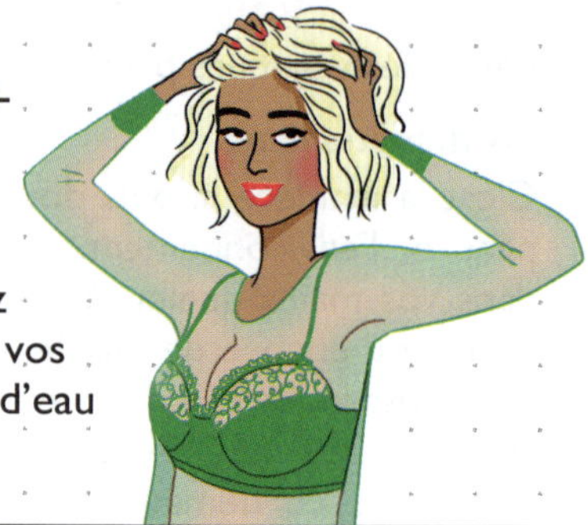

Témoignage de Claire, 29 ans

« Depuis que j'utilise les huiles, ma peau s'est transformée ! Je me suis créé mon élixir à base d'huiles de noisette, jojoba, rose musquée et une pointe d'abricot. Depuis, ma peau a BEAUCOUP moins d'imperfections, plus d'éclat et est moins grasse en fin de journée. Je m'aime davantage au naturel que maquillée. Je n'aurais jamais cru dire ça un jour ! Le fond de teint a disparu de ma trousse de maquillage, et je me sens mieux, je me sens belle ! »

Précautions

Attention, les huiles essentielles, bien que naturelles, doivent être utilisées avec précaution :

- De façon générale, les enfants, les femmes enceintes ou allaitantes doivent les éviter. Certaines HE sont déconseillées aux personnes asthmatiques ou épileptiques. Renseignez-vous.
- Pour éviter les risques d'allergie, faites un test dans le pli du coude et attendez 48 heures avant de les utiliser sur une zone plus étendue si aucune réaction n'est apparue entre-temps.
- Lisez les contre-indications propres à chaque huile essentielle.
- Ne les appliquez pas le matin et protégez-vous de leur effet photosensibilisant en portant une protection solaire, même si vous ne les utilisez que le soir, surtout pour les huiles essentielles d'agrumes.
- Consultez votre pharmacien ou un professionnel.

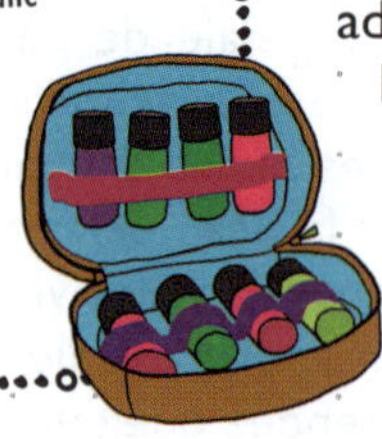

Les huiles essentielles pour soigner ma peau et la rendre glowy

Pour s'attaquer à des problèmes de peau ciblés, on peut diluer quelques gouttes d'huile essentielle dans une huile végétale adaptée à son type de peau. Comme les huiles végétales, on les choisit 100 % naturelles et 100 % pures. Le label Écocert® est aussi le gage que la matière première est exempte de pesticides. On les utilisera le soir, en dernière étape de sa routine skincare.

Mes HE doudou pour peaux mixtes à grasses, sujettes aux imperfections

Pour traiter les boutons et les comédons, on choisira des huiles essentielles anti-infectieuses et anti-inflammatoires, aux propriétés cicatrisantes, purifiantes, apaisantes, assainissantes et régénérantes, comme les HE d'arbre à thé (tea tree), de ravintsara, d'immortelle (hélichryse italienne), de lavande vraie, ou encore de camomille noble, que l'on diluera dans de l'huile végétale de nigelle ou de jojoba, par exemple.

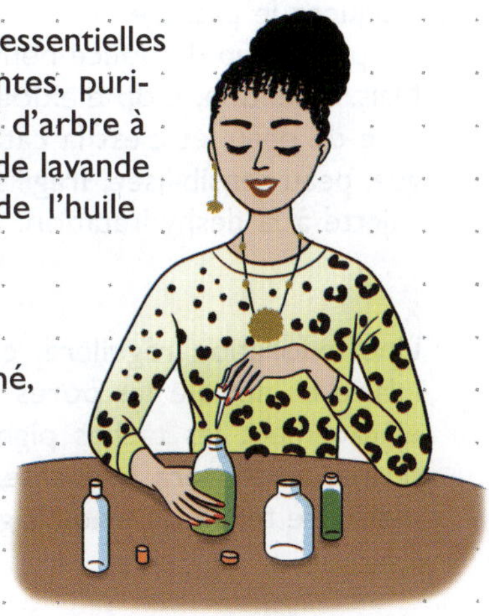

Mes HE doudou pour peaux sèches et matures

Pour adoucir, nourrir la peau, la préserver du relâchement cutané, de la déshydratation et stimuler le renouvellement cellulaire, on optera pour les huiles essentielles de rose de Damas, immortelle (hélichryse italienne), géranium d'Égypte, bois de santal, néroli, palmarosa et ciste ladanifère, que l'on diluera dans de l'huile végétale de bourrache, par exemple.

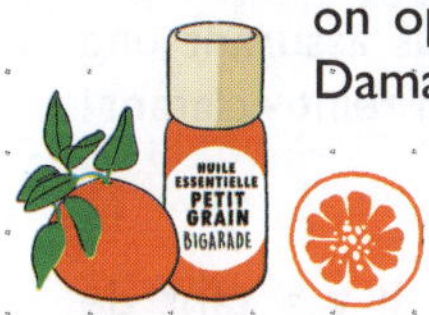

Mes HE doudou pour peaux sensibles

Pour apaiser, fortifier la peau et limiter l'hypersensibilité cutanée, on diluera quelques gouttes d'huiles essentielles d'ylang-ylang, petit-grain bigarade, camomille noble ou encore lavande vraie dans de l'huile végétale d'amande douce, par exemple.

L'exfoliation pour illuminer le teint

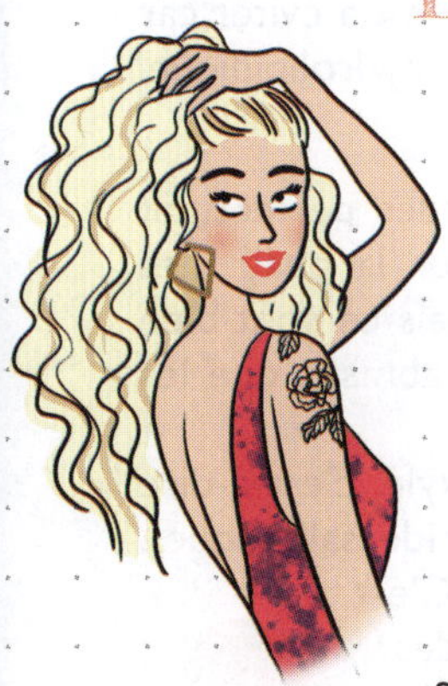

L'exfoliation est nécessaire pour aider la peau dans son processus de renouvellement cellulaire. Il s'agit de la débarrasser des cellules mortes qui obstruent les pores, empêchent les soins de pénétrer et ternissent notre glow naturel !

J'accompagne l'exfoliation naturelle de ma peau

L'épiderme produit des cellules qui se renouvellent constamment sur un cycle de 28 jours environ. Les cellules mortes s'exfolient en surface au fur et à mesure qu'elles se renouvellent à la base. Cependant, avec l'âge, ce processus ralentit et c'est l'une des raisons pour lesquelles la peau perd de son éclat. Par conséquent, il est intéressant de l'aider pour qu'elle puisse se débarrasser plus rapidement et plus efficacement des cellules mortes.

J'exfolie en douceur

L'exfoliation permet d'enlever les cellules mortes et les impuretés qui obstruent les pores. Si les pores sont obstrués, ils bouchent la voie aux nouvelles cellules, empêchant notre peau d'être éclatante. Les taches pigmentaires ne peuvent pas s'estomper convenablement, les rides arrivent plus vite, et tous les produits que vous achetez pour combattre vos boutons, rides, déshydratation, taches et autres préoccupations ne peuvent pas pénétrer correctement la peau, à cause de cet amas de cellules mortes qui leur bloquent le passage.

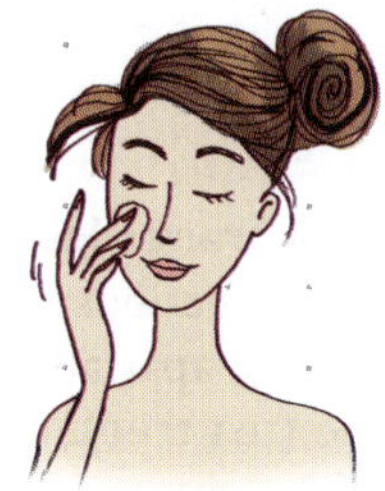

Ce petit coup de pouce peut faire des merveilles sur l'état de notre peau. Mais, attention, trop d'exfoliation, avec des produits non adaptés à notre type de peau, et c'est la catastrophe : barrière hydrolipidique endommagée, peau sensibilisée, fragilisée, vulnérable aux agressions extérieures et sujette à la déshydratation. Alors, prudence !

J'exfolie ma peau régulièrement

Une exfoliation régulière, c'est-à-dire 1 fois par semaine, favorise le renouvellement cellulaire et nettoie les pores en profondeur, ce qui atténuera beaucoup plus rapidement et efficacement les taches pigmentaires, préviendra la formation de rides prématurées et, à terme, améliorera la qualité, l'uniformité et le grain de la peau, tout en vous assurant une meilleure tenue du maquillage ! En somme, un programme très glowy pour un teint éclatant !

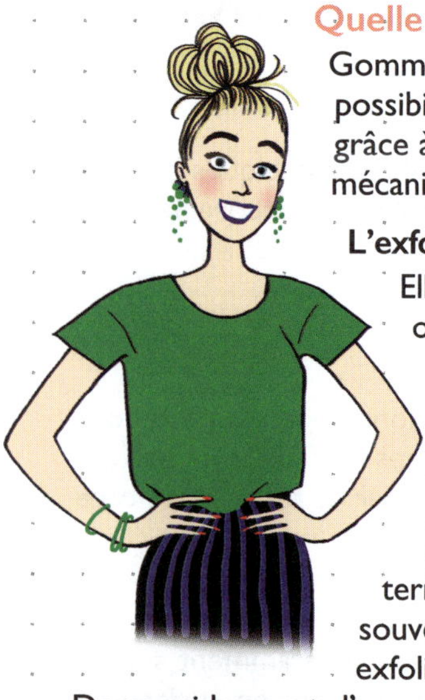

Quelle exfoliation choisir ?

Gommages, brosses électriques et manuelles, peelings… Il y a tant de possibilités pour exfolier sa peau que l'on s'y perd un peu ! Faisons le tri grâce à un petit guide pratique. Il existe 2 types d'exfoliation : l'exfoliation mécanique et l'exfoliation chimique.

L'exfoliation mécanique

Elle comprend toutes les brosses pour le visage, les gommages à grains ou encore le simple fait de s'essuyer le visage un peu trop brutalement avec sa serviette de toilette. Cette exfoliation est à éviter car elle est trop agressive et endommage la barrière hydrolipidique.

L'exfoliation chimique

Elle désigne les produits qui contiennent des acides permettant d'enlever les cellules mortes sans devoir gommer la peau. Les termes « chimique » ou « acide » peuvent faire peur, mais ce sont bien souvent des produits plus naturels et beaucoup moins abrasifs que les exfoliants à grains !

Deux acides sont d'une efficacité indiscutable : les AHA (acide alpha-hydroxylé, c'est-à-dire l'acide glycolique et l'acide lactique) et les BHA (acide bêta-hydroxylé, l'acide salicylique). Ils ont chacun des actions uniques, mais peuvent être complémentaires. C'est pourquoi on peut tomber sur des produits exfoliants contenant ces deux acides ! Ils ont cependant un point commun : ils dissolvent la « colle » qui lie les cellules mortes entre elles à la surface de la peau. Une fois décollées les unes des autres, elles se détachent naturellement de la peau.

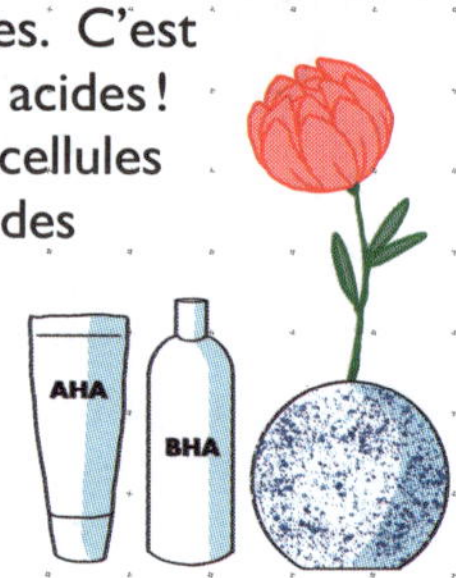

➾ Les AHA conviendront très bien aux peaux sèches, sensibles et matures. Ils sont hydrosolubles (se dissolvent dans l'eau), ils agissent uniquement en surface de l'épiderme. Ils ont la capacité de stimuler les agents hydratants naturellement présents dans la peau, c'est pourquoi ils sont privilégiés par les peaux abîmées par le soleil.

Les BHA sont liposolubles et agissent donc à la fois en surface et en profondeur, au niveau des pores. Ce sont les meilleurs amis des peaux mixtes, grasses, sujettes aux boutons, imperfections, aux pores dilatés et obstrués, de par leurs propriétés antibactériennes et anti-inflammatoires. Ils possèdent également des propriétés apaisantes et conviendront de fait aux peaux sensibles.

Mes réflexes exfoliation

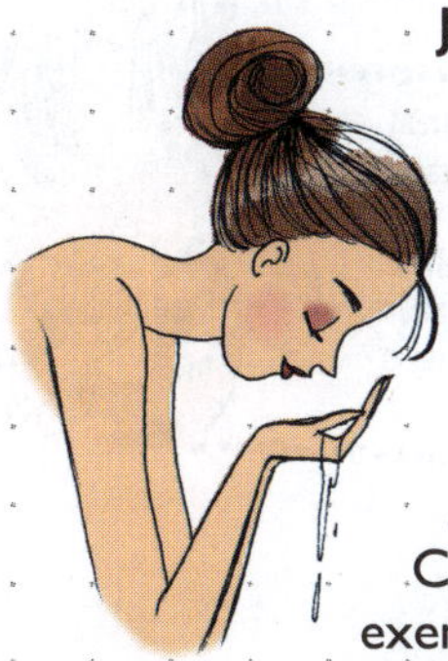

J'utilise des exfoliants adaptés à mon type de peau

Il faut faire particulièrement à la concentration d'AHA et de BHA dans les produits. Veillez à ne pas dépasser 5 % au début, car ils peuvent être irritants lorsque la concentration est trop forte et que vous n'êtes pas habituée à ce type de produit. Il est normal que ça picote un peu la première minute. Si cela brûle trop, rincez immédiatement, le produit n'est peut-être pas adapté à votre peau.

Je les intègre progressivement à ma routine

Commencez par appliquer un exfoliant avec un petit pourcentage, par exemple 2 % une fois par semaine, voire tous les 10 jours. Voyez comment votre peau réagit avant d'augmenter le pourcentage ou la fréquence.

Je surveille le temps de pose

Lisez correctement la notice d'utilisation. Certains exfoliants sont des lotions ou des sérums qui s'utilisent sans rinçage. D'autres sont à laisser poser quelques minutes avant de rincer.

J'évite d'associer vitamine C et acides AHA

La vitamine C renforce les effets des AHA, ce qui peut être très irritant. Certains produits contiennent les deux, mais évidemment la formule les équilibre pour éviter tout désagrément.

J'hydrate et je protège ma peau après l'exfoliation

Après avoir exfolié votre peau, 2 étapes sont essentielles :

- ✓ Appliquer une bonne crème hydratante pour apaiser votre peau et éviter les éventuelles irritations.
- ✓ Appliquer une protection solaire pour protéger votre peau qui sera plus vulnérable que jamais aux rayons UV.

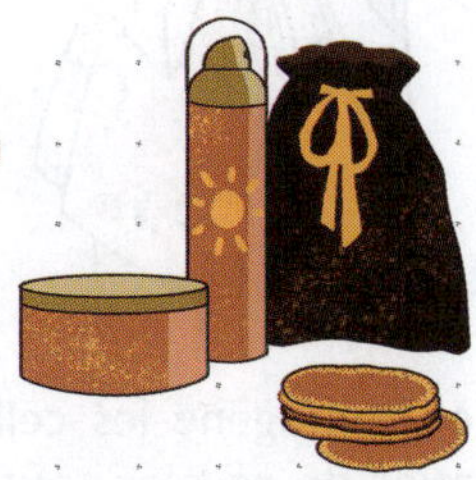

Mes routines glow

Avec tous ces produits disponibles, on a parfois du mal à s'y retrouver ! Quels produits appliquer ? Dans quel ordre ? À quelle fréquence ? Voici un petit guide avec un exemple de morning et night skincare routines toutes simples, qui vont à l'essentiel, apaisent et protègent la peau.

Ma routine glow du matin

1. Je rafraîchis mon visage et enlève les impuretés avec un coton réutilisable imbibé avec un hydrolat adapté à ma peau : rose, camomille, lavande, fleur d'oranger, hamamélis, romarin, menthe poivrée, bleuet... Il en existe pour toutes les préoccupations !

Un hydrolat (ou une eau florale), qu'est-ce que c'est ?
Il s'agit d'une eau distillée, chargée d'une faible concentration en huile essentielle (elle dépasse rarement 0,2 %).

2. J'applique ensuite une crème hydratante naturelle, adaptée à mes besoins ou simplement quelques gouttes d'huile végétale adaptée à mon type de peau.

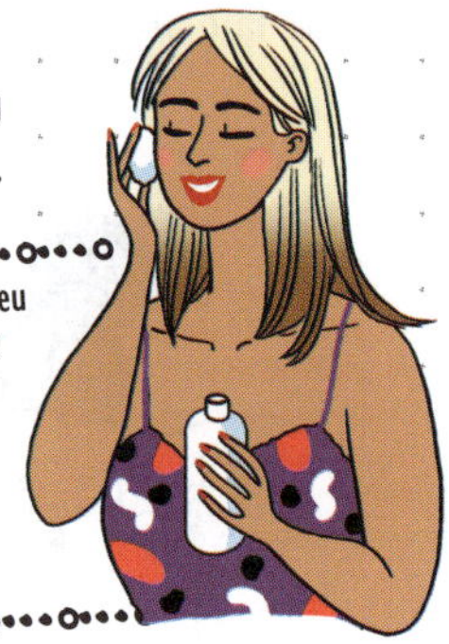

3. Je termine avec une protection solaire. Elle protège la peau des coups de soleil, des rayons UVB et, à long terme, elle ralentit le processus de vieillissement cutané en protégeant la peau des UVA, et bien sûr, réduit le risque de cancer cutané.

Les UVB correspondent à 2 % des UV : ils pénètrent peu dans la peau, ce sont les responsables du bronzage et des coups de soleil.
Les UVA constituent 98 % des UV : ils ne chauffent pas, pénètrent jusqu'au derme, provoquent la formation de radicaux libres, accélèrent le vieillissement cutané et augmentent les risques de cancer de la peau.

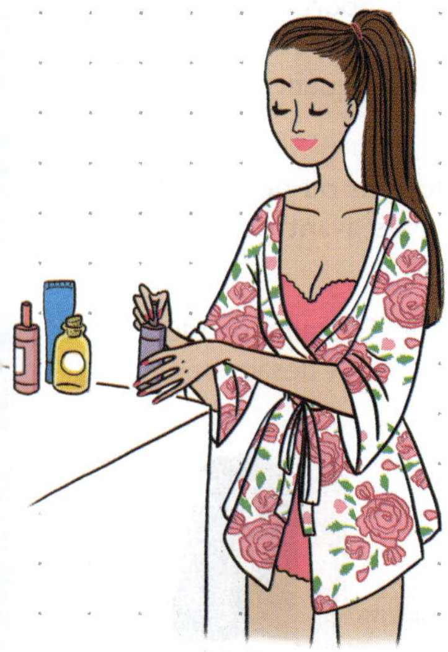

Ma routine glow du soir

1. Je me démaquille avec une huile démaquillante. C'est la manière la plus douce et la plus efficace puisqu'elle permet de décoller tous les résidus de maquillage, sans agresser la barrière hydrolipidique, contrairement à la majorité des eaux micellaires.
2. Je nettoie mon visage avec un savon solide adapté à mon type de peau, pour enlever tous les résidus d'huile. Moins abrasifs que la plupart des gels nettoyants, ces pains sont également zéro déchet, donc éco-responsables !
3. J'applique un assemblage d'huiles végétales et essentielles adaptées à mes préoccupations, ou une crème hydratante régénératrice, pour participer au bon renouvellement cellulaire.
4. Ponctuellement, j'applique un produit exfoliant à base d'AHA ou BHA, en fonction de mon type de peau, pour l'aider à éliminer de manière douce et homogène les cellules mortes, et ainsi permettre à mon teint de révéler tout son glow.

Je m'y tiens pour une beauté lumineuse

La régularité est la clef d'une routine efficace. Vous pourrez posséder tous ces bons produits naturels, si vous les oubliez dans vos tiroirs un soir sur deux, vous ne pourrez pas observer de résultats optimaux.

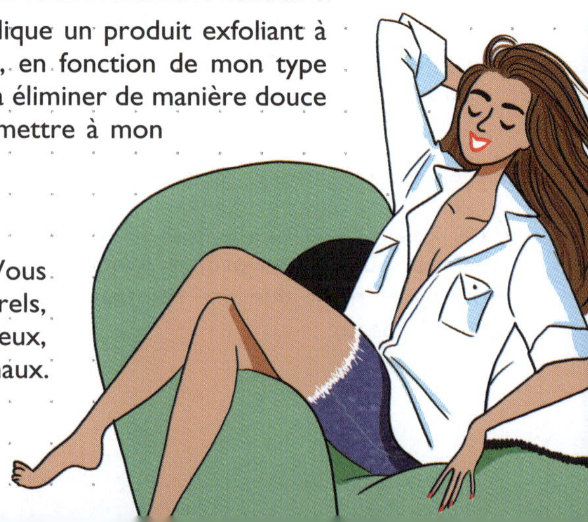

C'est la régularité et la rigueur d'application qui créent une habitude. Si une action devient une habitude au bout de 3 semaines de pratique en moyenne, les produits de soin, eux, peuvent mettre 3 mois à faire leurs preuves sur votre peau, et vous ne remarquerez des effets positifs qu'après plusieurs semaines d'application. Veillez donc à les appliquer consciencieusement, tous les jours !

5 autres astuces de beauté glowy

Voici 5 produits naturels aux propriétés incroyables que vous allez adorer !

Le miel de Manuka

Ce trésor de Nouvelle-Zélande est reconnu pour ses propriétés exceptionnelles : c'est un excellent antibactérien, antimicrobien, antiviral, antioxydant, antiseptique, anti-inflammatoire et antifongique. D'un point de vue santé, il renforce le système immunitaire et permet de soigner les petits maux de l'hiver.

D'un point de vue beauté, il permet de nourrir tous les types de peau, mais également de cicatriser les plaies, les boutons et d'atténuer les rougeurs et traces d'acné, tout en apportant énormément de glow au teint !

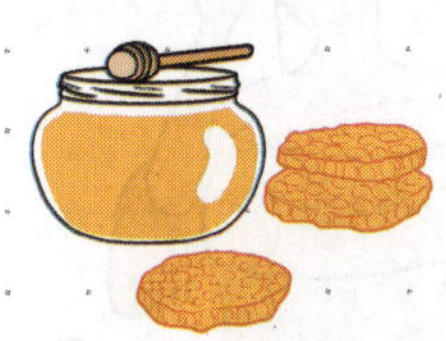

Comment l'utiliser ?

Une fois par semaine, appliquez une fine couche de miel de Manuka sur votre visage, massez et laissez poser ce masque d'or une bonne heure. Vous pouvez également en prendre 1 c. à c. tous les matins à jeun pour rester glowy de l'intérieur !

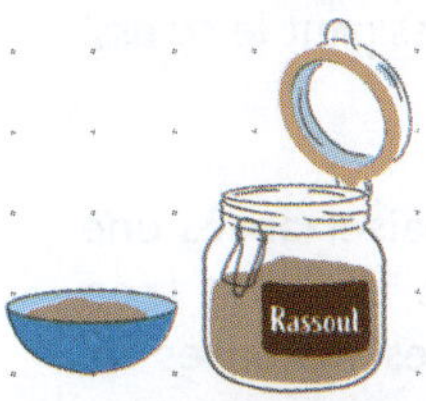

Le rhassoul

Cette argile volcanique récoltée dans la région du Moyen-Atlas au Maroc est appelée « terre qui lave ». Elle est extrêmement douce et purifiante. Elle permet d'équilibrer les peaux grasses, en absorbant les impuretés et les graisses sans abîmer le film hydrolipidique, et régule à terme la production de sébum.

Comment l'utiliser ?

- ***En nettoyant doux pour le visage :*** versez un peu d'argile dans le creux de votre main et mélangez avec de l'eau ou de l'hydrolat pour nettoyer votre visage après le démaquillage.
- ***En shampooing purifiant pour cheveux gras :*** mélangez 1 c. à s. de rhassoul, 1 c. à c. de miel liquide et 2 c. à c. d'hydrolat de fleur d'oranger. Appliquez cette pâte fluide sur votre cuir chevelu en massant bien. Laissez poser une quinzaine de minutes et rincez abondement. En plus de purifier vos cheveux, cela gainera vos racines et apportera du volume aux longueurs fines et molles.
- ***En masque équilibrant pour les peaux grasses :*** versez du rhassoul dans un récipient, ajoutez un hydrolat (on évite l'eau calcaire !)

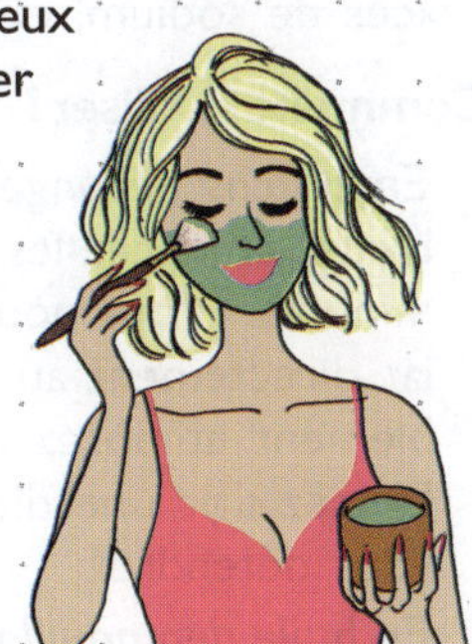

et mélangez jusqu'à obtenir une pâte onctueuse et lisse. Appliquez généreusement sur votre visage. Laissez poser jusqu'à ce que le masque commence à sécher. Il est préférable de le rincer abondement avant qu'il ne sèche totalement. En plus de purifier votre peau, ce masque la rendra toute douce et lui apportera un véritable coup d'éclat !

L'eau de rose

L'eau de rose est parfaite pour hydrater, tonifier et apaiser la peau, même les plus sensibles ! Assurez-vous que votre lotion est bio et qu'elle ne contient pas d'alcool.

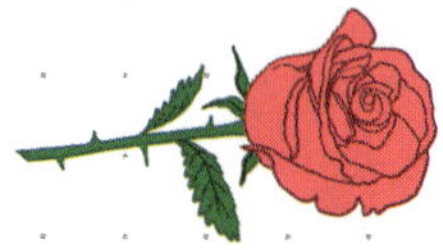

Comment l'utiliser ?

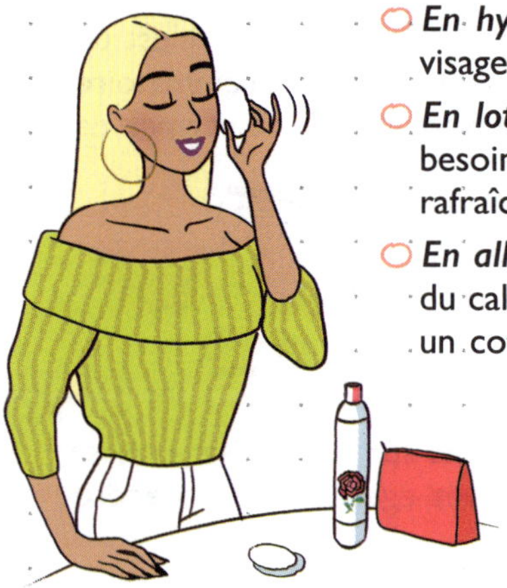

- ***En hydrolat***, à mélanger dans votre rhassoul pour créer un masque visage ou cheveux.
- ***En lotion hydratante et tonifiante***, le matin, lorsque vous n'avez pas besoin de nettoyer votre peau en profondeur, mais simplement de la rafraîchir en enlevant les impuretés avant d'appliquer vos soins.
- ***En alliée contre le calcaire :*** lorsque vous rincez votre visage à l'eau, du calcaire s'y dépose, et cela va à terme assécher votre peau. Passez un coton imbibé d'eau de rose sur votre front, votre nez, vos joues et votre menton pour éliminer le calcaire avant d'appliquer vos autres produits de soin.
- ***En olfactothérapie*** pour préparer des bains aromatiques, ou en brume d'ambiance, pour ses propriétés apaisantes, harmonisantes et positivantes. Fleur de la féminité, elle apporte un sentiment d'équilibre et de paix intérieure en dissipant le stress.

L'eau de bleuet

L'hydrolat de bleuet est l'allié des yeux fatigués et gonflés ! Il permet de les apaiser après une longue journée de travail devant les écrans et de les décongestionner après une nuit trop courte ou un dîner trop salé. L'excès de sel est effectivement une des causes majeures de rétention d'eau. C'est pour cela qu'on gonfle, et qu'on peut observer des poches sous les yeux ! Alors, on n'oublie pas de boire suffisamment pour que notre corps puisse éliminer l'excès de sodium, et on applique de l'eau de bleuet le matin.

Comment l'utiliser ?

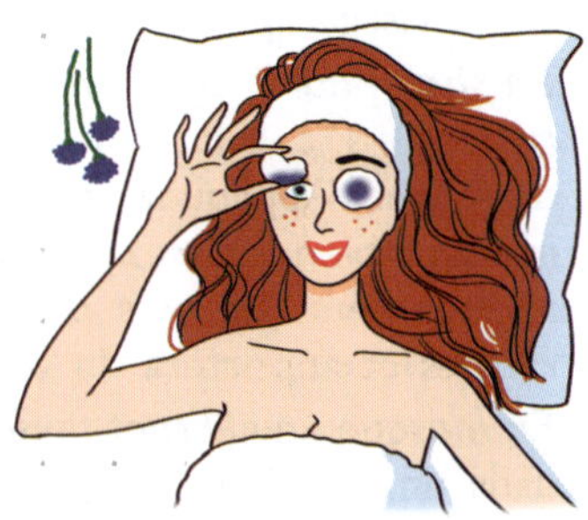

- ***En patchs décongestionnants :*** imbibez 2 cotons d'eau de bleuet et placez-les au réfrigérateur pour une quinzaine de minutes. (Vous pouvez également conserver votre hydrolat directement au réfrigérateur.) Allongez-vous confortablement et posez un coton sur chaque paupière fermée. Laissez agir une dizaine de minutes, et profitez-en pour vous détendre !
- ***En huile démaquillante biphasée :*** mélangez 50 ml d'huile végétale d'amande douce, 5 ml d'huile végétale de ricin

et 20 ml d'hydrolat de bleuet. Versez la préparation dans un flacon que vous secouerez avant chaque utilisation afin que les huiles et l'hydrolat se mêlent.

L'huile de carotte

Le macérât huileux de carotte apporte un glow et un hâle incroyable au teint! Riche en provitamine A, il favorise et préserve le bronzage.

Comment l'utiliser?

- ***En masque apaisant prolongateur de bronzage :*** mélangez 1 c. à s. de macérât huileux de carotte avec 1 c. à s. d'argile rouge et 1 goutte d'huile essentielle de lavande vraie. Appliquez le masque sur votre visage, laissez poser une quinzaine de minutes et rincez abondement. Cela ne se substitue pas à une protection solaire, n'oubliez pas d'en appliquer une!
- ***En soin visage :*** versez quelques gouttes de macérât huileux de carotte dans votre crème hydratante et chauffez la matière dans vos mains avant de masser votre visage. Au fil des utilisations, un joli hâle va apparaître! Astuce : renforcez cette action en buvant du jus de carottes.

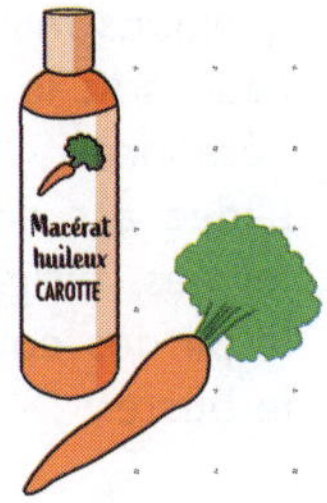

J'adopte les gestes glowy

Acheter ou fabriquer soi-même des produits naturels, c'est une bonne chose, mais adopter les gestes pour révéler son glow, ça fait toute la différence!

Les bons gestes pour mon corps

La peau du corps est moins vulnérable et sensible que celle du visage (sauf pour le cou et le buste!). C'est pourquoi on peut pratiquer une exfoliation mécanique. Voici 2 techniques très intéressantes pour révéler votre glow, des pieds aux épaules!

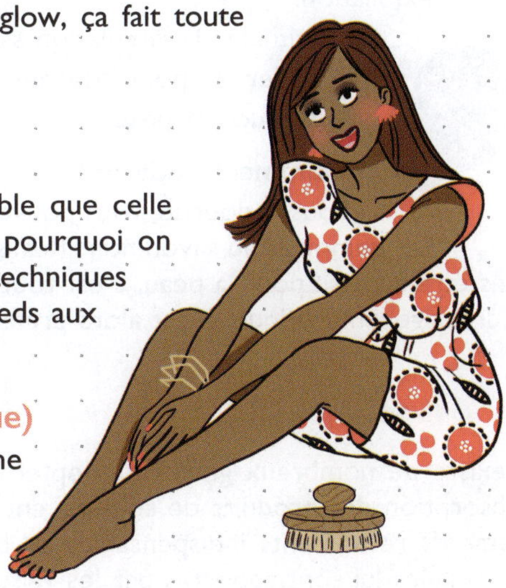

Le brossage à sec (ou brossage lymphatique)

C'est un geste de beauté incontournable, qui ne prend que quelques minutes par jour! Cette technique consiste à brosser tout son corps avec une brosse en poils naturels, pour stimuler la circulation sanguine et lymphatique.

Quels sont les bienfaits?

- Stimuler le système lymphatique, favorisant l'élimination des toxines par la peau.

- Exfolier la peau en douceur en éliminant les cellules mortes et en favorisant la régénération cellulaire.
- Stimuler la circulation sanguine.
- Améliorer et adoucir la texture de la peau, qui sera plus lisse, plus douce et plus lumineuse.

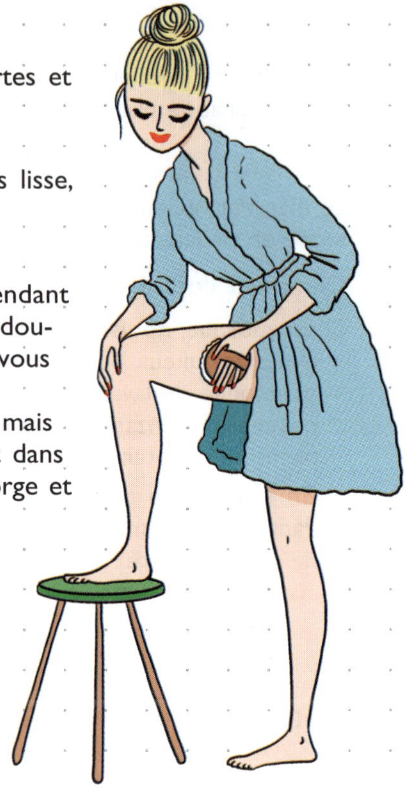

Comment procéder?

Réalisez le brossage quotidiennement, sur peau sèche, pendant quelques minutes, soit le matin pour réveiller votre corps en douceur, soit le soir juste avant de prendre votre douche, pour vous détendre.
L'idée est de brosser sa peau avec des mouvements légers mais fermes, dirigés vers les ganglions lymphatiques. Ils se situent dans le pli des coudes et des genoux, sur l'aine, les aisselles, la gorge et le buste.

Le gant kessa

Il s'agit d'un accessoire de hammam indispensable : c'est le secret des femmes orientales pour préserver la douceur de leur peau!

Quels sont les bienfaits?

- Éliminer les peaux mortes et les impuretés grâce à l'exfoliation.
- Stimuler la circulation sanguine.
- Éviter les poils incarnés.
- Adoucir la peau.

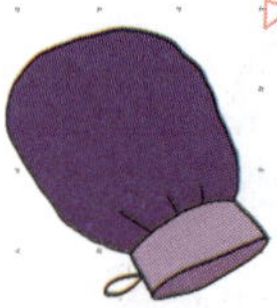

Comment l'utiliser?

Sous la douche, vous pouvez l'utiliser pour éliminer les peaux mortes après un gommage au savon noir. Réalisez des mouvements circulaires du bas vers le haut. Sans être agressif pour la peau, il est tout de même plus rugueux que la brosse utilisée pour le drainage lymphatique. Il est alors préférable de l'inscrire dans une routine hebdomadaire.

Les bons gestes pour mon visage

Il existe de nombreux gestes à adopter pour lisser et repulper la peau du visage, faciliter l'absorption des produits de soin ou encore activer la circulation sanguine. Tous les nutri-éléments revitalisants indispensables au bon fonctionnement de la peau ainsi qu'à celui de ses cellules lui sont apportés par les vaisseaux sanguins. Stimuler la microcirculation permet donc d'irriguer la peau en eau et en nutriments, aidant ainsi à combattre la fatigue et à redonner du glow au teint!

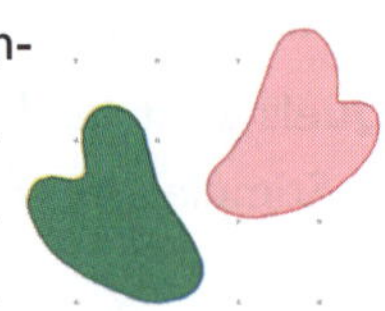

Le gua sha pour un teint frais et lumineux

Rituel ancestral chinois, le gua sha est un outil de massage conçu à l'origine pour racler la peau en stimulant les points d'acupression afin d'évacuer les mauvaises énergies et soulager les douleurs articulaires et musculaires. Si le gua sha était traditionnellement un instrument en corne de vache, il est aujourd'hui fabriqué en pierre comme le quartz rose ou le jade.

Quels sont les bienfaits?

- Stimuler la circulation sanguine et le drainage lymphatique.
- Relaxer et libérer les tensions.
- Oxygéner les tissus.
- Décongestionner le visage, ainsi que les poches sous les yeux, notamment après un excès de sel. (Astuce : le conserver au réfrigérateur pour un effet encore plus rafraîchissant et décongestionnant!).
- Sculpter, lifter et raffermir le visage.
- Faciliter l'absorption des soins et décupler leurs bienfaits.

Comment l'utiliser?

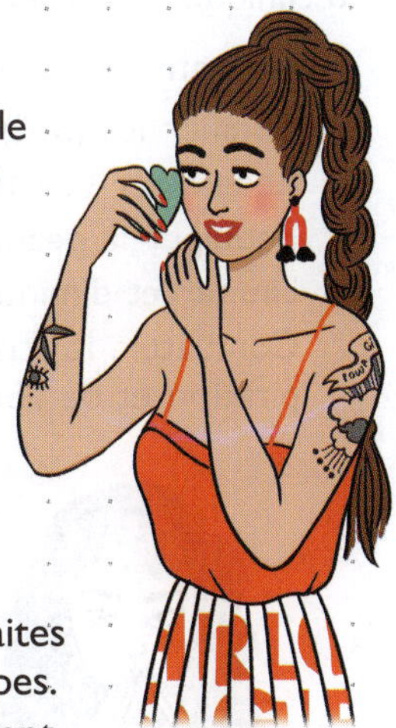

- Humidifiez votre peau avec un hydrolat avant d'appliquer une huile végétale adaptée à votre type de peau qui permettra d'obtenir un glissé parfait.
- Faites glisser la pierre de gua sha lentement en oblique le long du visage tout en maintenant une légère pression et en tenant la peau de l'autre main, puis de l'intérieur vers l'extérieur, et du bas vers le haut. Répétez chaque mouvement 5 à 10 fois.
- Lissez le front des sourcils vers la racine des cheveux.
- Relevez les sourcils en faisant glisser le gua sha de la tête des sourcils vers les tempes.
- Pour décongestionner les yeux et réduire l'apparence des poches, faites glisser un bord arrondi du gua sha du coin interne de l'œil vers les tempes.
- Adoucissez les rides du sourire et remontez les pommettes en lissant du côté du nez vers les tempes.
- Pour lifter et raffermir les bajoues tout en sculptant l'ovale du visage, placez le menton dans le creux du gua sha et glissez de chaque côté, vers le lobe de l'oreille, en suivant le contour de la mâchoire.
- Enfin, lissez la peau du cou de bas en haut.

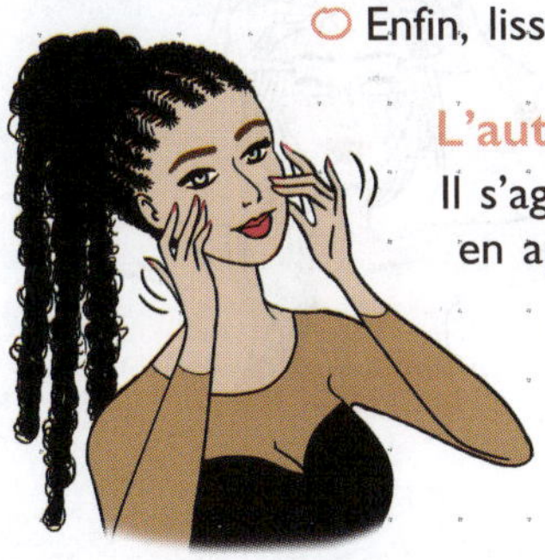

L'automassage pour tonifier mon visage

Il s'agit de réaliser un massage de l'intérieur vers l'extérieur du visage en appliquant sa crème hydratante ou ses huiles.

Quels sont les bienfaits?

- Tonifier, lisser et repulper la peau.
- Activer la circulation sanguine, pour une meilleure oxygénation des cellules, et un teint plus frais et rosé.

Comment procéder ?

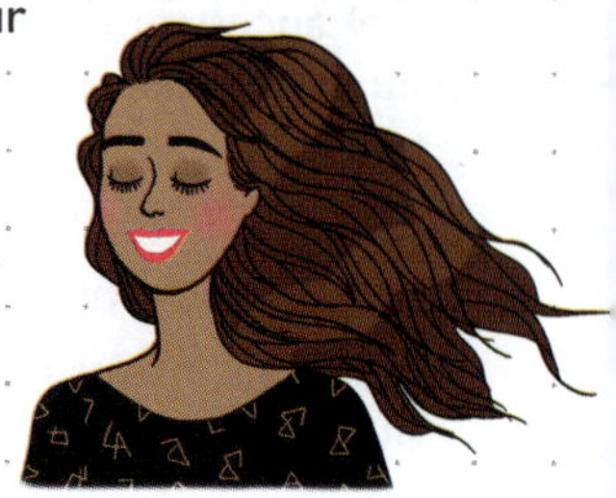

- Réalisez des pincements « bec d'oiseau » avec l'index et le pouce sur les joues de manière tonique, de l'intérieur vers l'extérieur du visage, puis lissez pour apaiser.
- Pour les sillons nasogéniens, faites des pincements bec d'oiseau tout le long de la ride, de bas en haut ou de haut en bas pour stimuler la microcirculation sanguine.
- Répétez la même opération pour la ride du lion, entre les sourcils, les pattes d'oie au coin des yeux, ainsi que les rides et ridules sur le front.

Le yoga du visage antirides

Cette pratique de gymnastique faciale très complète vise autant à prévenir qu'à corriger les signes de vieillissement de la peau. Ancrée en Asie depuis de nombreuses années, cette technique se répand désormais partout dans le monde.

Quels sont les bienfaits ?

- Tonifier les (50 !) muscles du visage.
- Redessiner l'ovale du visage.
- Repulper la peau.
- Limiter et diminuer les rides.
- Combattre le stress (qui favorise les rides d'expression !), grâce à des exercices de respiration et de libération émotionnelle.

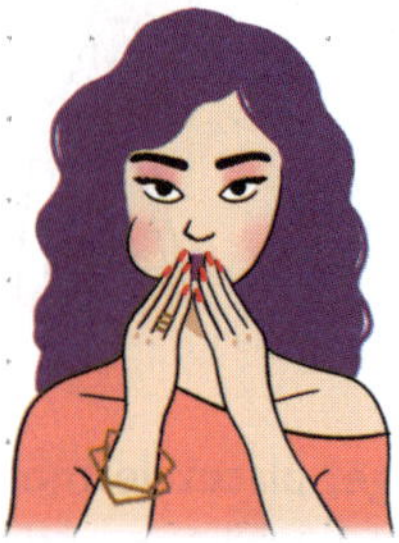

Quelques exercices à réaliser facilement

1. Pour raffermir vos joues, et lutter contre la ride d'amertume (vous savez, celle qui descend du coin des lèvres jusqu'à la mâchoire !) : commencez par gonfler vos joues, en déposant deux doigts sur vos lèvres pour empêcher l'air de s'échapper, tout en les préservant des rides qui pourraient apparaître à cause du plissement de l'exercice. Faites passer l'air d'une joue à l'autre pendant une trentaine de secondes. Relâchez et répétez l'exercice 3 fois de suite, tous les jours.
2. Pour lutter contre les ridules au coin de la bouche, asseyez-vous, penchez votre tête en arrière et faites 10 bisous sonores vers le ciel (en pensant à ceux que vous aimez !), puis ramenez votre tête en avant en expirant lentement, avec la bouche en cœur.
3. Pour atténuer la ride du lion, placez vos pouces sur la tête des sourcils et faites-les glisser l'un après l'autre vers les tempes, en suivant la ligne des sourcils.

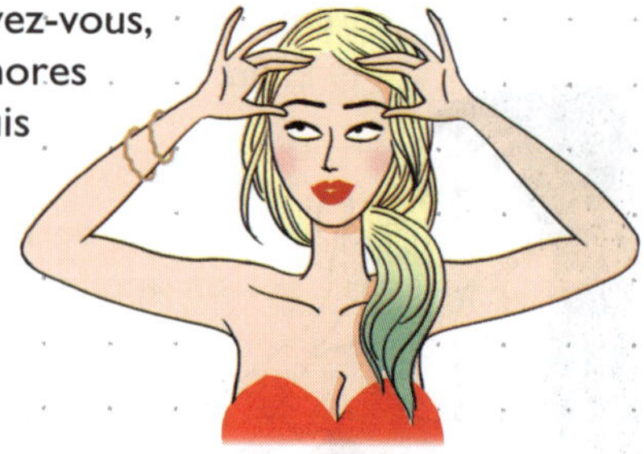

Je prends soin de mes cheveux

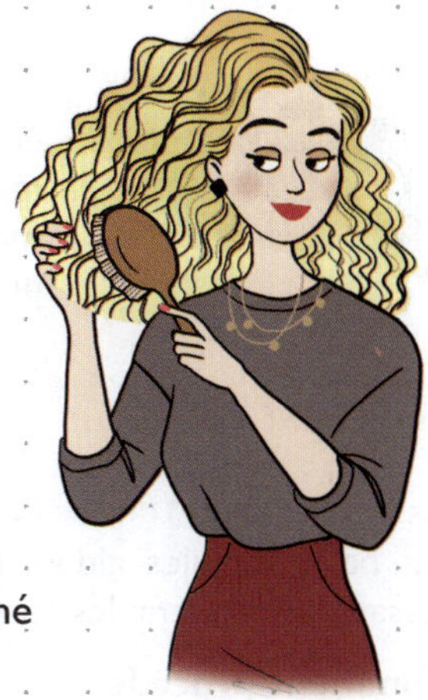

Il est maintenant temps de prendre soin de vos cheveux, en leur apportant le glow qu'ils méritent !
Les cheveux sont constitués à plus de 90 % de kératine, de la protéine fibreuse. Ils se composent de 3 parties : la moelle (ou medulla) qui est la partie centrale, le cortex, autour de la medulla, et la cuticule, fine couche protectrice formée par des écailles. C'est cette couche qui est responsable de l'aspect, de la souplesse et de la douceur des cheveux. Les écailles peuvent être abîmées et donner un aspect sec, terne et tout simplement abîmé à votre chevelure !

Je rends mes cheveux plus forts

Il existe plusieurs astuces pour vous garantir des cheveux forts et résistants !

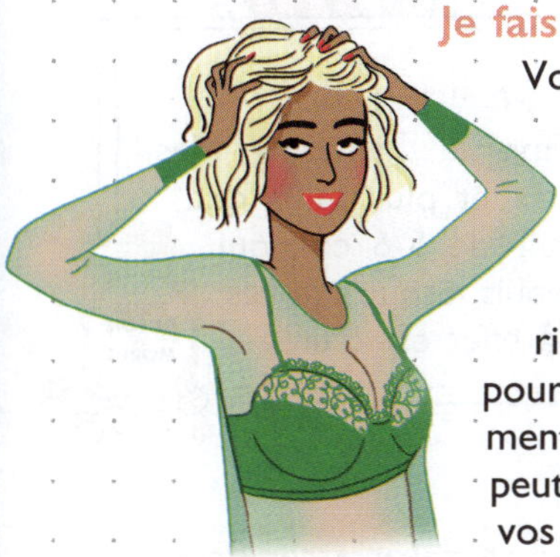

Je fais un bain d'huiles de moutarde et de ricin

Vous pouvez réaliser 1 fois par semaine ou tous les 10 jours un bain d'huile qui permet de faire pousser les cheveux beaucoup plus vite !

Comment procéder ?

Mélangez à parts égales de l'huile de moutarde et de l'huile de ricin. Appliquez généreusement sur le cuir chevelu, raie par raie, pour recouvrir tout votre crâne. Massez doucement avec des mouvements circulaires et laissez poser 1 à 4 heures. L'huile de moutarde peut être irritante. Si vous ressentez un échauffement, shampouinez vos cheveux et rincez abondement.

Je me masse avec l'huile de ricin

Vous pouvez aussi utiliser l'huile de ricin seule. Cette dernière est d'ailleurs très efficace pour faire pousser les cils et les sourcils plus vite, et plus forts !

Comment procéder ?

Appliquez 1 goutte d'huile de ricin sur un Coton-tige ou sur votre annulaire et massez la racine de vos cils ou de vos sourcils avec. L'huile de ricin peut également être appliquée en contour des yeux pour limiter l'apparition des rides, mais attention ! Elle ne conviendra pas à tout le monde, et peut faire gonfler la zone oculaire. Pas de panique, ça disparaît rapidement.

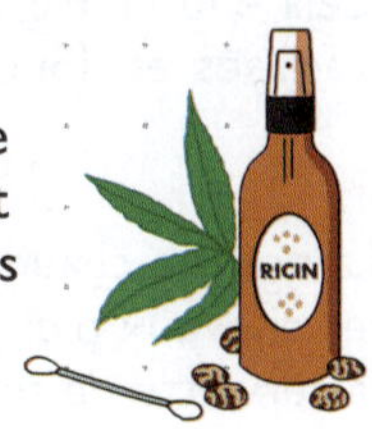

Je fais des cures de compléments alimentaires

Si vos cheveux ont tendance à beaucoup tomber, vous pouvez acheter en pharmacie une cure de biotine et bépanthène, des compléments alimentaires dont l'efficacité n'est plus à

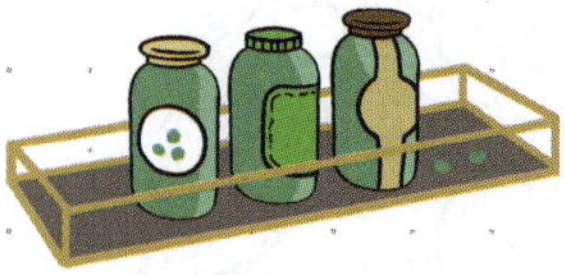

prouver. Pour des résultats encore plus probants lors d'une grosse chute de cheveux (qui peut arriver à la suite d'un événement traumatisant ou d'un accouchement, par exemple), ces cures sont également disponibles en injection intramusculaire à faire réaliser par un professionnel de la santé. Demandez toujours l'avis de votre médecin.

Je rends mes cheveux brillants

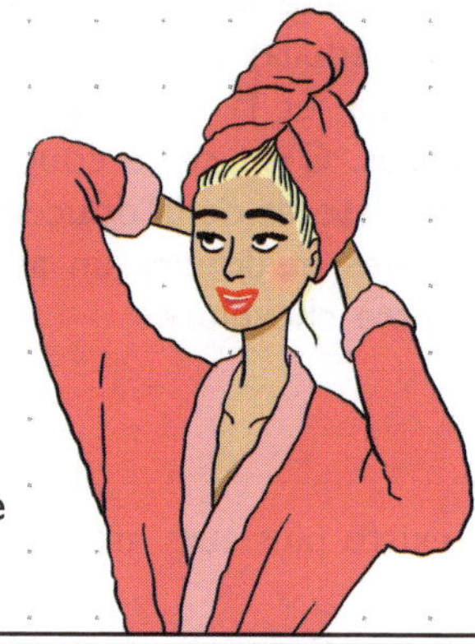

Je fais un bain d'huiles

Les bains d'huiles aident aussi à nourrir les pointes sèches et cassantes, rendent les longueurs brillantes et lissent la fibre !

Comment procéder ?

Mélangez de l'huile de coco, de l'huile d'argan, de l'huile d'avocat et de l'huile de germe de blé. Massez vos longueurs mèche par mèche, et laissez poser au moins 1 h avec une serviette chaude sur la tête, 1 fois toutes les 2 semaines.

Je teste l'huile de foie de morue

L'huile de foie de morue est également un allié des cheveux forts, nourris et brillants. Pour éviter le goût infâme, préférez les gélules à sa forme liquide !

Témoignage-tips de Claire, 21 ans

« Le zinc et l'huile de foie de morue… amazing ! Mes cheveux sont plus volumineux et plus sains que jamais ! J'ai plein de baby hair de 5-6 cm, qui correspondent aux 2 mois depuis lesquels je fais cette cure. Le lien de cause à effet est clair. »

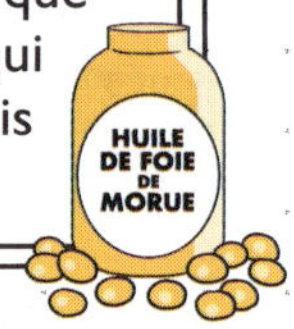

7 erreurs capillaires que l'on fait toutes

Prendre de nouvelles bonnes habitudes, c'est super, encore faut-il se débarrasser progressivement des mauvaises !

Décolorer ses cheveux trop souvent

Cela endommage terriblement les écailles. Vos cheveux perdront leur brillance, seront très fragilisés et donc, beaucoup plus cassants.

Frictionner ses cheveux pour les sécher

La douche chaude va ouvrir les écailles, rendant ainsi les cheveux plus vulnérables et plus faibles. Comme la serviette de toilette endommage le film hydrolipidique de la peau, elle abîme également les cheveux ! Enveloppez-les dans un tee-shirt que vous ne portez plus, c'est beaucoup plus doux qu'une serviette-éponge !

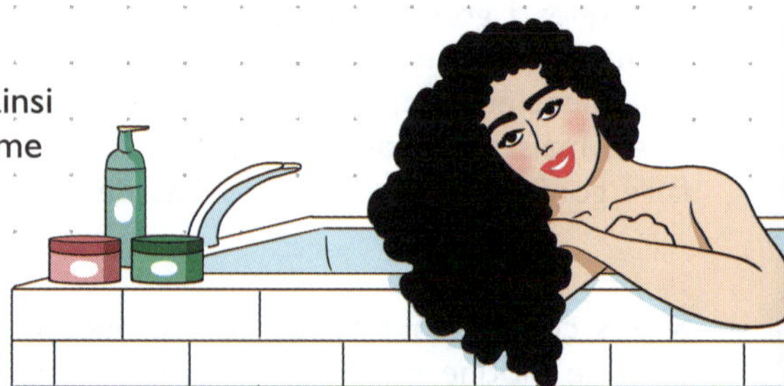

Brosser ses cheveux mouillés

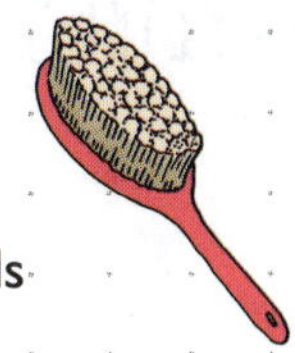

Voyez vos cheveux comme des spaghettis : si vous tirez sur les extrémités d'un spaghetti trop cuit, il se cassera bien plus facilement qu'un spaghetti *al dente*. C'est pourquoi il est plus raisonnable de brosser ses cheveux lorsqu'ils sont secs, ou presque !

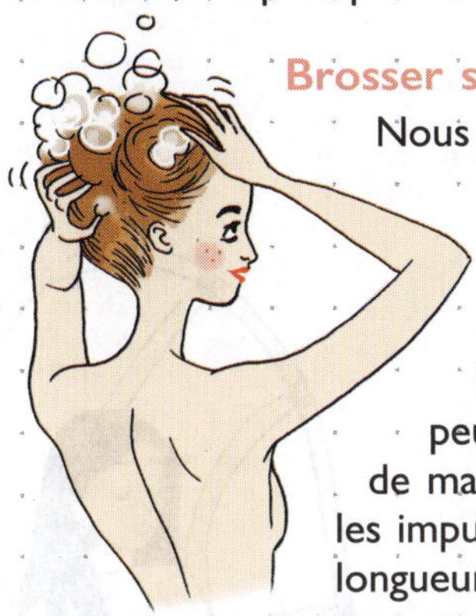

Brosser ses cheveux dans le mauvais sens

Nous avons tendance à brosser à partir de la racine, or cela crée des nœuds sur les longueurs, on force pour les démêler et on les casse ! Il faut bien débuter par le bas et remonter progressivement.

Laver ses cheveux de la mauvaise manière

Nous avons tendance à trop frictionner nos longueurs, ce qui peut les endommager, alors que ce qui est important, c'est surtout de masser notre cuir chevelu pour éliminer le sébum, la transpiration, les impuretés, etc. En rinçant vos cheveux, le shampoing tombera sur les longueurs et cela suffira pour les laver en douceur.

Utiliser des produits contenant des silicones

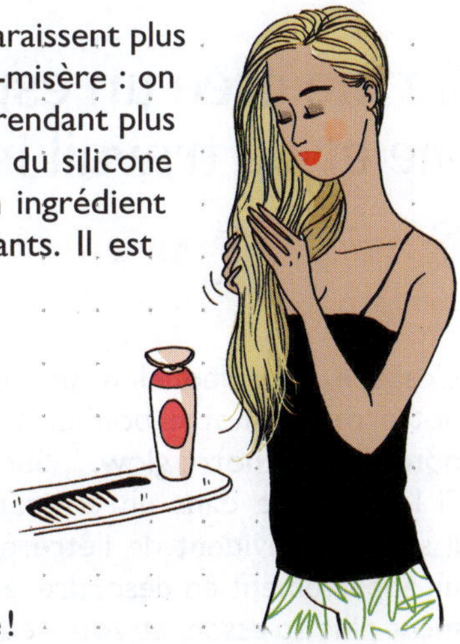

Le silicone comble les écailles manquantes, donc les cheveux paraissent plus brillants, plus lisses et plus souples, mais ce n'est qu'un cache-misère : on l'appelle « le maquillage des cheveux » ! Cela les étouffe en les rendant plus vulnérables, fragiles et cassants. Malheureusement, on trouve du silicone dans la plupart des produits lavants et coiffants, car c'est un ingrédient très peu cher qui apporte des résultats visuels très satisfaisants. Il est pourtant très mauvais pour vos cheveux.

Mal s'alimenter et s'hydrater trop peu

Ce que l'on donne à son corps, il nous le renvoie sur le physique. N'oubliez pas de consommer des aliments riches en oméga-3, en vitamines C, E, en fer et en protéines, comme le saumon, les œufs, les lentilles, les avocats et les oléagineux. Et, surtout, hydratez-vous correctement et suffisamment : buvez 2 litres d'eau tout au long de la journée !

Chapitre 5

J'évolue dans un environnement glowy

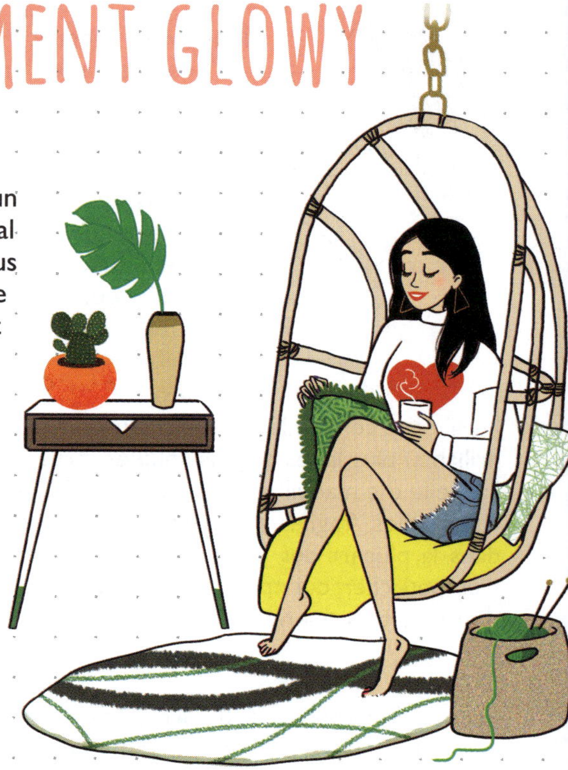

L'environnement dans lequel nous évoluons a un impact direct sur notre état d'esprit, notre moral et nos humeurs. Voyons ensemble comment nous pourrions l'améliorer, afin de créer une belle énergie positive, propice à notre épanouissement et à notre glow intérieur !

Je me crée un espace de vie et de travail inspirant

Notre environnement agit sur notre état d'esprit !

L'espace dans lequel nous vivons influe sur notre moral, notre bonheur, notre efficacité, notre travail, notre glow… Sur tout, en réalité ! Si l'on évolue dans un environnement organisé, il sera plus évident de l'être également dans notre tête. Imaginez-vous vous réveiller dans un appartement en désordre, avec la vaisselle de la veille gisant dans l'évier. Vous serez sûrement plus stressée, et votre état d'esprit sera moins glowy que si vous vous étiez levée dans un espace propre et ordonné, plus accueillant, propice à la motivation et à l'action positive.

Je mets en place une routine de rangement quotidienne

Je m'aide d'un minuteur

Le minuteur n'est pas là pour vous stresser, ni chronométrer vos performances. C'est un outil qui doit vous permettre de rester concentrée sur un objectif pendant une durée établie, en évitant les distractions qui peuvent vous retarder, si vous avez tendance à vous disperser ou à traîner.

Je m'active pendant 20 minutes

Concrètement, programmez 20 minutes, par exemple pour ranger votre appartement, le soir, après avoir terminé votre journée de travail, au lieu de regarder des vidéos sur Internet. Vous serez fière d'avoir pris le temps d'apporter de l'ordre dans votre espace de vie, cela boostera votre confiance en vous, et vous apprécierez d'autant plus la récompense, qui peut justement être un moment de relaxation et de lâcher-prise dans un espace propre et rangé.

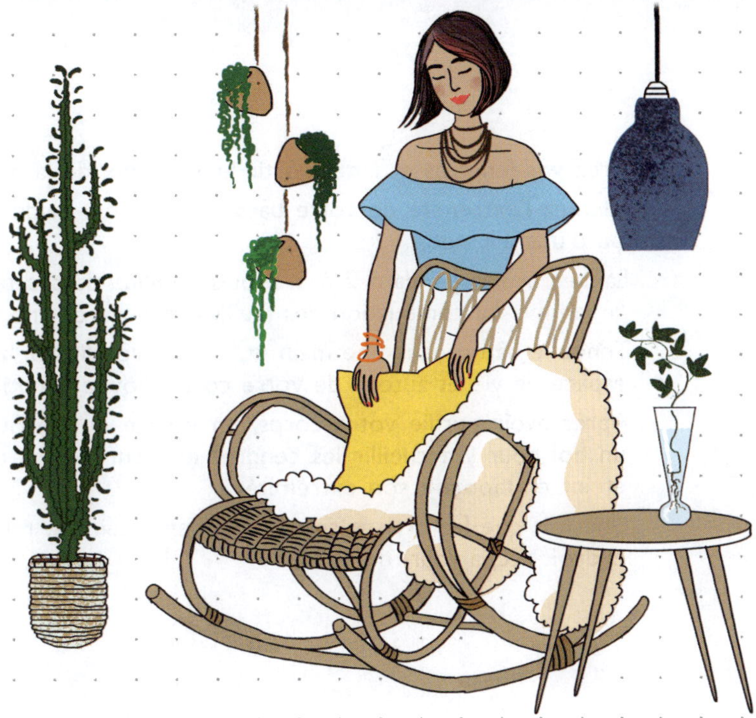

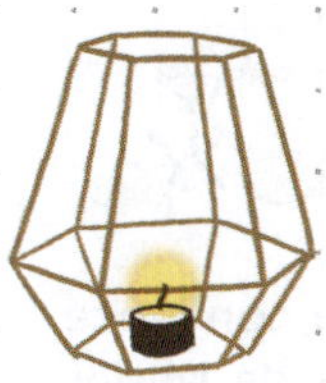

Je diffuse du glow dans l'air

Un environnement glowy, ce n'est pas qu'un espace bien rangé et organisé! C'est aussi un endroit qui sent bon et dans lequel on se sent à la fois apaisée, inspirée, calme et dynamique. Il existe plusieurs moyens naturels de rafraîchir une pièce, de créer une ambiance glowy et de se débarrasser des énergies négatives.

La sauge pour purifier les énergies

Brûler de la sauge est un rituel amérindien de purification et de protection. Cela permet de débarrasser la pièce des énergies négatives. Grâce à ses propriétés antimicrobiennes, la sauge repousse les bactéries et les virus! La plus répandue est la sauge blanche, qui a en plus une action répulsive contre les insectes, mais il en existe d'autres : la sauge des prairies, par exemple, possède également des propriétés antibactériennes.

Il y a un aspect très spirituel dans cette pratique. En effet, la sauge blanche est utilisée depuis des siècles durant la méditation, car elle a la faculté d'augmenter la concentration. Ce rituel favorise l'équilibre et la positivité dans votre vie, en chassant les pensées et énergies négatives de votre corps et de votre espace de vie. Sur une note plus « rationnelle », la sauge blanche dégage un parfum très doux et agréable et constitue un moyen naturel et efficace d'éliminer les mauvaises odeurs.

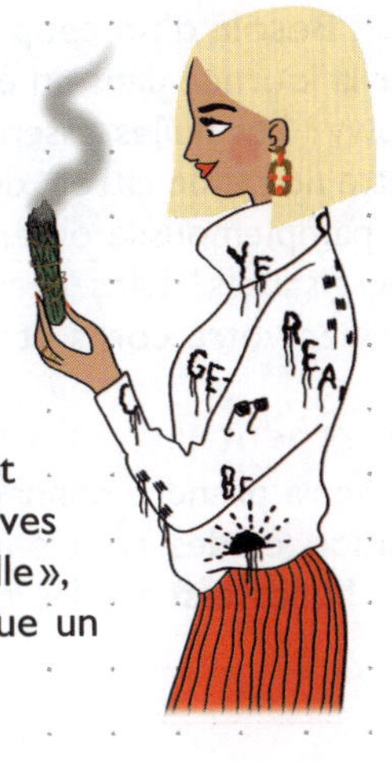

Comment procéder?

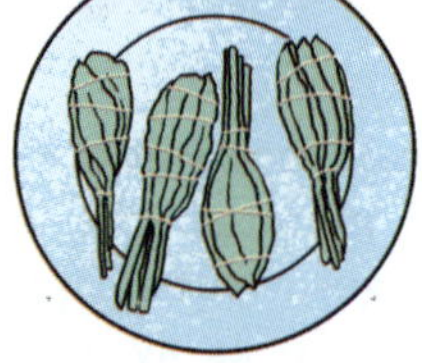

Ouvrez vos fenêtres et faites sortir les animaux de la pièce.

1. Allumez l'extrémité de votre bâton de sauge à l'aide d'un briquet ou d'une allumette.
2. Laissez brûler pendant 2 à 3 s, puis soufflez dessus pour éteindre la flamme. La combustion des feuilles va dégager une fumée épaisse.
3. Tenez le bâton dans une main et, de l'autre, dirigez la fumée aux quatre coins de votre espace de vie et autour de votre corps. Soyez minutieuse, faites le tour de l'espace.
4. Après avoir purifié votre corps, un espace de vie ou un objet, déposez la sauge dans un bol pour y accueillir les cendres et assurez-vous que le bâtonnet est complètement éteint en tapotant son extrémité.
5. Une fois que les braises sont totalement éteintes, rangez le bâtonnet de sauge dans un endroit sec, à l'abri du soleil.

Les huiles essentielles pour m'apporter les bonnes énergies

Diffuser des huiles essentielles présente de nombreux bienfaits, chacune possède une propriété particulière!

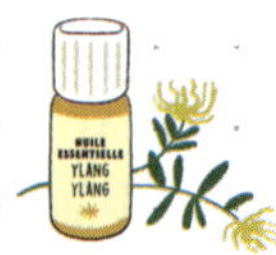

➾ **Si vous avez du mal à vous endormir**, la lavande vraie, l'ylang-ylang et la marjolaine à coquilles vous apporteront calme, sérénité et apaisement, tout en induisant le sommeil.

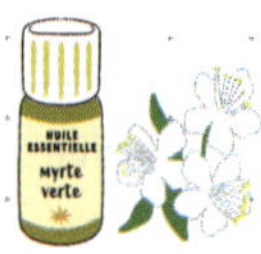

➾ **Vous avez besoin de gérer votre trac et de booster votre confiance en vous**, pour réussir un examen? Ce sont les huiles essentielles de laurier noble, d'encens oliban, de myrte vert ou de kunzea qu'il vous faut!

➾ **Si vous avez besoin d'être très concentrée parce que vous travaillez sur un projet important**, le thym à linalol et le romarin à cinéole seront vos meilleurs alliés!

➾ **Besoin d'un coup de boost le matin**, pour commencer la journée dans un état d'esprit positif, dynamique, et glowy? Les huiles essentielles de menthe poivrée, d'épinette noire, de citron, de cyprès vert, de basilic exotique, de pamplemousse ou encore de pin sylvestre sont très énergisantes! Elles permettront de revitaliser et de tonifier votre corps et votre esprit.

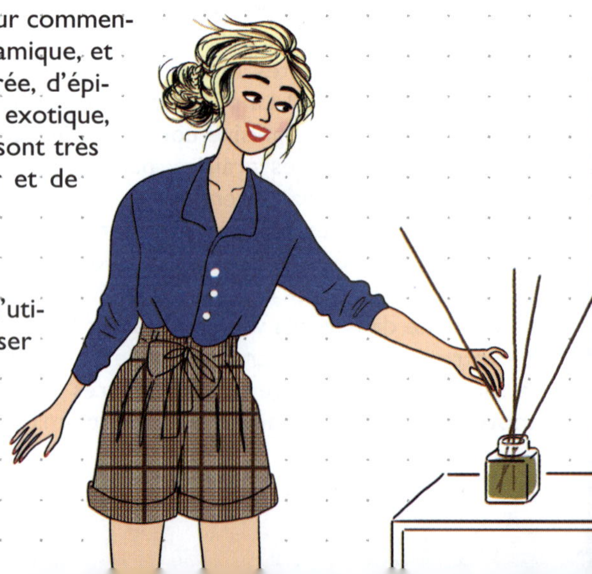

Comment les utiliser?

Veillez à prendre connaissance des consignes d'utilisation et des contre-indications avant d'utiliser des huiles essentielles et de les mélanger.

- ***Pures dans un diffuseur.*** Mélangez en versant 3 gouttes de chaque huile essentielle.
- ***Diluées dans une huile végétale :*** en massage sur les poignets, le plexus solaire ou la plante des pieds.
- ***En inhalation :*** versez quelques gouttes de chaque huile essentielle dans un bol d'eau chaude. Respirez 10 à 15 min avec une serviette par-dessus de la tête.
- ***En spray :*** il existe de nombreuses brumes d'oreiller composées d'un mélange d'huiles essentielles, à diffuser sur son lit, avant de dormir.

Mon huile de massage bien-être

Mélangez 15 gouttes d'HE de mandarine verte, 15 gouttes d'HE de marjolaine à coquilles dans 20 ml d'huile végétale de macadamia et 30 ml de macérât huileux de vanille.

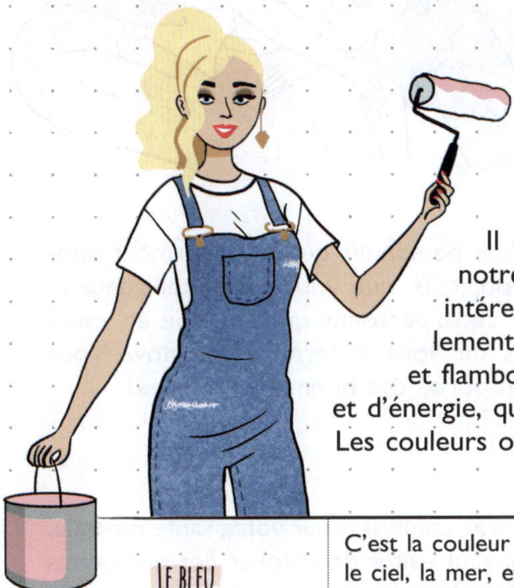

Je choisis des couleurs adaptées pour ma chambre à coucher

Il est prouvé que les couleurs ont une influence sur notre humeur et nos ressentis. Pour bien dormir, il est intéressant de choisir des couleurs apaisantes, qui vont facilement induire le sommeil. On oublie les couleurs trop vives et flamboyantes telles que le rouge, synonyme de dynamisme et d'énergie, qui conviendra davantage à une salle de sport. Les couleurs ont toutes une signification et des effets propres :

LE BLEU	C'est la couleur sédative par excellence ! Cette couleur froide évoque le ciel, la mer, et a la particularité de diminuer la pression sanguine et de calmer le pouls, par opposition au rouge par exemple.
LE VERT SAPIN OU SAUGE	Associé aux couleurs de la nature, il aide à se ressourcer, trouver le calme, et instaure ainsi un sentiment de sérénité.
LE VIOLET	Il s'agit d'une couleur très spirituelle, évocatrice de la méditation et dite « anti-migraine » !
LE BLANC	C'est une valeur sûre, synonyme de paix, de calme et de sérénité.
LES COULEURS PASTEL	Que ce soit le bleu ciel, le rose pâle, le beige, le gris perle… toutes conviendront parfaitement pour vous aider à trouver le sommeil, tout en vous procurant un sentiment d'apaisement.

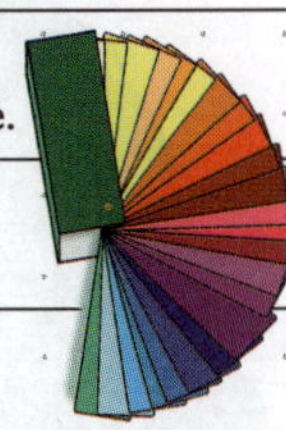

Je m'entoure de personnes rayonnantes

Notre entourage influence notre glow!

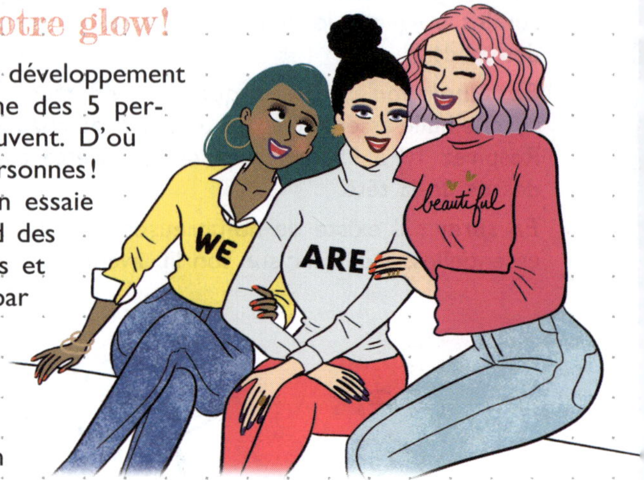

Selon Jim Rohn, entrepreneur et coach en développement personnel, nous représentons la moyenne des 5 personnes que nous fréquentons le plus souvent. D'où l'importance de s'entourer des bonnes personnes! Même si l'on est sûre de soi et que l'on essaie de ne pas se laisser affecter par le regard des autres, nous sommes toujours influencées et impactées d'une manière ou d'une autre par notre entourage. Selon s'ils nous hissent vers le haut et nous soutiennent, ou s'ils ont plutôt tendance à nous décourager, notre famille, nos collègues, nos amis ont la capacité de nous donner confiance en nous ou, à l'inverse, de nous faire perdre cette précieuse confiance.
Même si vous doutez de vous, si vous êtes entourée de personnes qui vous affirment quotidiennement que vous êtes capable de réaliser vos objectifs, que vous êtes intelligente et rayonnante, vous allez peu à peu le croire, et incarner cette personne que l'on voit en vous! Ne laissez personne projeter ses propres insécurités sur vous et ternir votre glow. Vous méritez d'être respectée, encouragée, soutenue et entourée des bonnes personnes!

Je revois mon entourage

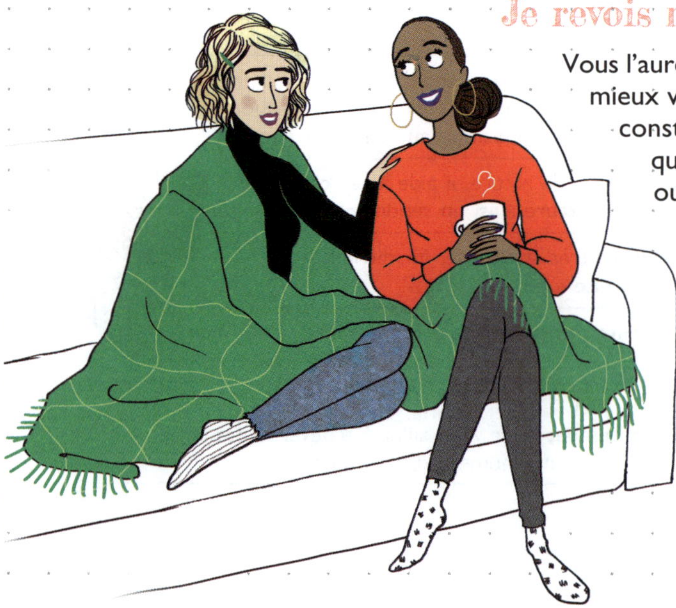

Vous l'aurez compris, pour votre santé mentale, mieux vaut éviter de côtoyer des personnes constamment négatives, toxiques, celles qui vous fréquentent juste par intérêt ou qui vous rabaissent constamment… Au contraire, entourez-vous de personnes positives qui vous épaulent, vous soutiennent, vous encouragent, souhaitent votre bonheur et votre réussite. Et rappelez-vous : comme pour toutes les choses de la vie, le plus important n'est pas la quantité, mais la qualité! Ça n'est pas grave d'avoir peu d'amis, le plus important est d'avoir de bons amis!

Je fais le tri dans mes relations

Pensez aux 5 personnes que vous fréquentez le plus souvent et répondez aux questions suivantes sur une échelle de 1 à 5, pour chaque personne.

- Est-ce que je me sens positive, sereine, calme et apaisée avec cette personne ?

0 ☐ 1 ☐ 2 ☐ 3 ☐ 4 ☐ 5 ☐

- Est-ce que j'ai l'habitude de passer du bon temps et de rire avec cette personne ?

0 ☐ 1 ☐ 2 ☐ 3 ☐ 4 ☐ 5 ☐

- Est-ce que, lorsque je quitte la personne après quelques heures, je suis dans un bon mood, avec une énergie positive et glowy ?

0 ☐ 1 ☐ 2 ☐ 3 ☐ 4 ☐ 5 ☐

- Est-ce que cette personne veut mon bien, souhaite ma réussite, me soutient, m'encourage et me hisse vers le haut ?

0 ☐ 1 ☐ 2 ☐ 3 ☐ 4 ☐ 5 ☐

- Est-ce que mes valeurs sont similaires aux siennes ?

0 ☐ 1 ☐ 2 ☐ 3 ☐ 4 ☐ 5 ☐

➾ Calculez pour chaque personne la note moyenne. Si une personne que vous fréquentez régulièrement obtient moins de 3 sur 5, alors elle n'est peut-être pas si bénéfique que ça pour votre bien-être… Essayez de ne plus la fréquenter pendant un petit moment et observez vos ressentis : êtes-vous plus positive ? Retrouvez-vous votre glow intérieur ?

Je constitue ma dream team

Pensez maintenant aux 5 personnes qui vous inspirent, vous donnent confiance, sont présentes quand vous avez besoin d'elles et boostent votre bien-être. Il est temps de leur redistribuer la joie qu'elles vous apportent ! Comment ? En leur envoyant des petits messages spontanés de soutien, en libérant du temps pour elles quand elles ont besoin de réconfort, en leur montrant à quel point elles comptent pour vous et sont exceptionnelles !

Essayez de ne pas être trop pudique sur vos sentiments : on ne dit jamais assez aux personnes que l'on porte dans son cœur qu'on les aime ! Et pourtant, on a tous besoin de se sentir aimé pour rayonner de bonheur !

Commencez par incarner l'énergie que vous souhaitez attirer. Vous voulez être entourée de personnes positives, motivées, dynamiques et bienveillantes ? Alors mettez tout en œuvre pour être vous-même cette fille glowy !

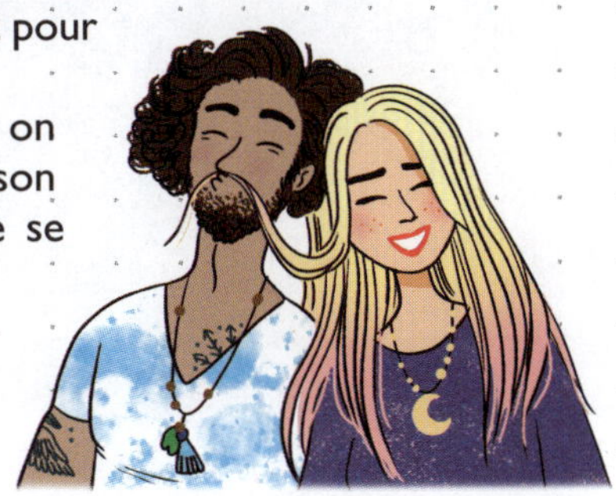

Conclusion glowy

Maintenant que vous avez toutes les clefs en main pour réveiller le glow qui sommeille en vous, souvenez-vous que le physique est le reflet du corps, et le corps, celui de l'esprit. Tout commence de l'intérieur !

C'est pourquoi, avant d'appliquer une jolie poudre illuminatrice sur vos pommettes, cultivez le glow qui est en vous, en prenant le soin de vous, avec tout le respect et la bienveillance que vous méritez.

Offrez à votre organisme l'alimentation saine qui lui donne de l'énergie, l'activité physique qui l'entretient, et le sommeil de qualité qui le repose. Abreuvez votre esprit, et comblez votre cœur de moments de partage avec vous-même, et avec ceux qui veulent vous voir heureuse.

Et n'oubliez pas d'aimer. Aimez à la folie, aimez passionnément. Et puisque aimer, c'est donner, partagez cette lumière qui vous habite et invitez ainsi les autres à éveiller leur glow !

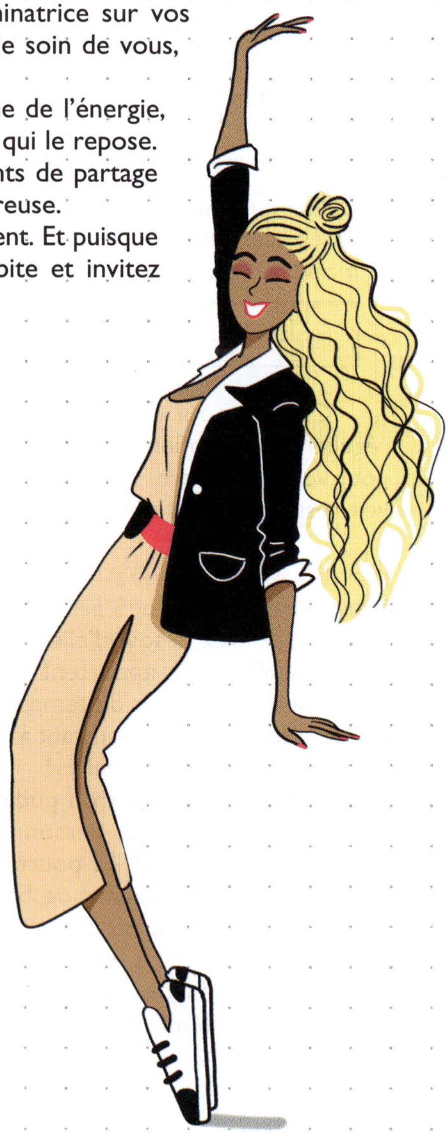

Carnet d'adresses

L'auteure

YouTube : SleepingBeauty
Instagram : @SleepingBeautyYtb
Vous y découvrirez du contenu vidéo et photo en lien avec le bien-être physique et mental, et pourrez y retrouver les thèmes de ce cahier : l'alimentation saine, l'activité physique, du selfcare, des routines skincare naturelles, des sujets relatifs au développement personnel, à la positivité, ou encore des méthodes d'organisation.

Beauté

Mes 4 produits glowy indispensables :

- ▷ Le savon au tamanu et l'huile de jojoba de la marque Zenzitude®
- ▷ Le thé matcha Cérémonie de la marque Anatae®
- ▷ L'huile démaquillante toute douce de la marque Clémence & Vivien®
- ▷ La crème de jour protection globale de la marque Ren®

Alimentation

Un site fiable sur lequel acheter ses compléments alimentaires et superfoods : Onatera.com.

Tous mes conseils

Retrouvez d'autres recommandations de marques et de produits sur mes réseaux sociaux SleepingBeauty !

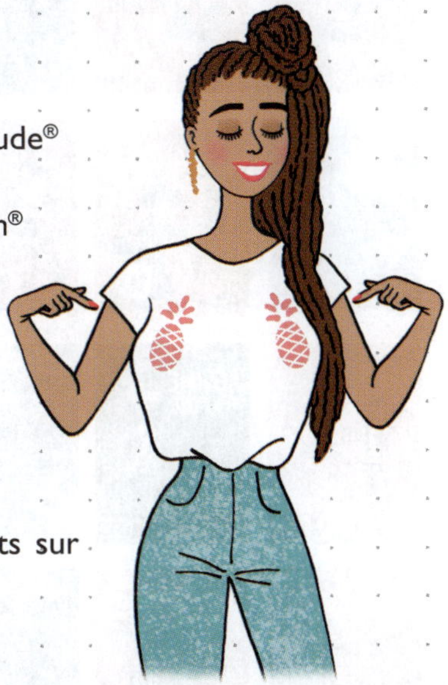

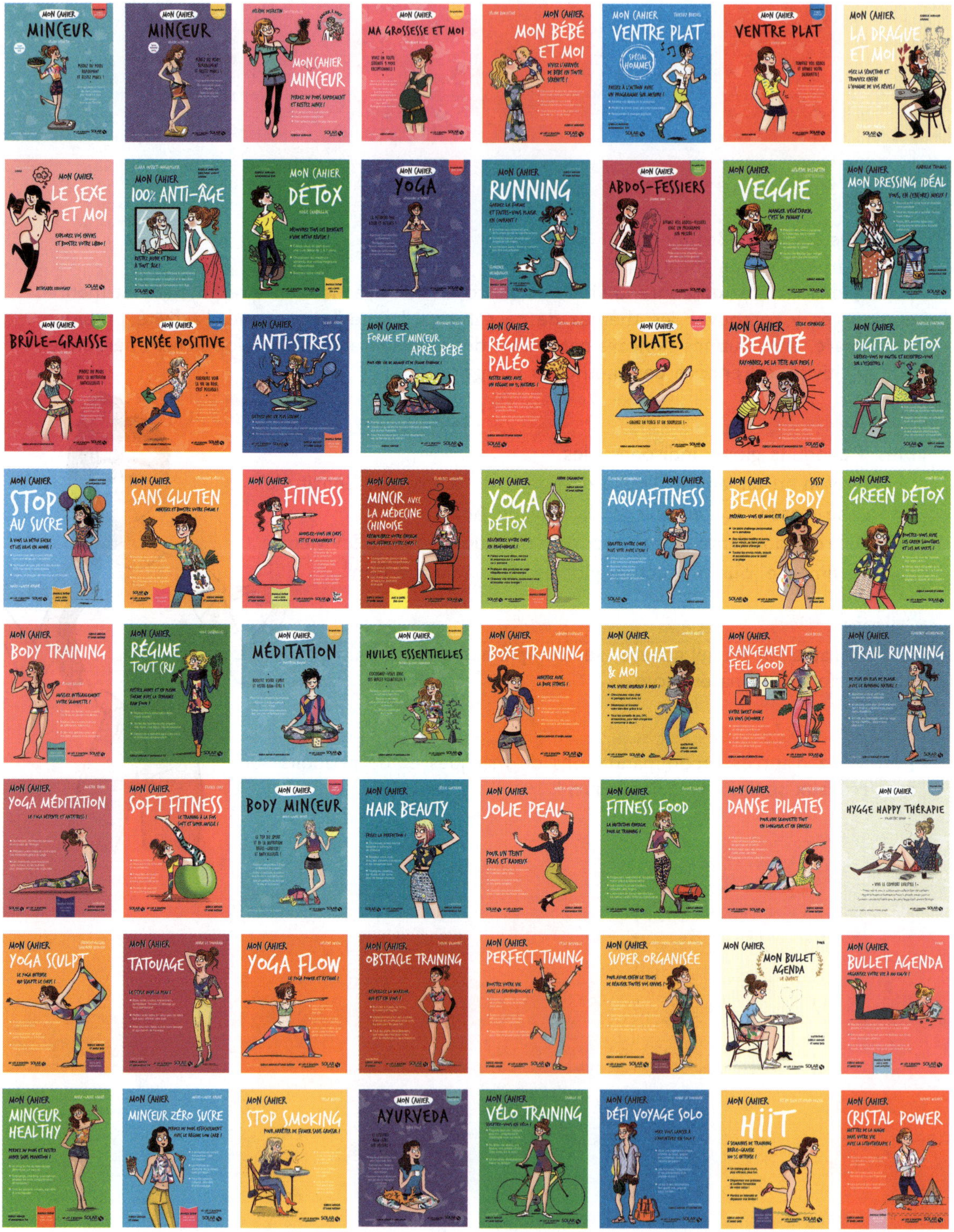
MON CAHIER MINCEUR
MON CAHIER MINCEUR
MON CAHIER MINCEUR
MON CAHIER MA GROSSESSE ET MOI
MON CAHIER MON BÉBÉ ET MOI
MON CAHIER VENTRE PLAT
SPÉCIAL HOMMES
MON CAHIER VENTRE PLAT
MON CAHIER LA DRAGUE ET MOI
MON CAHIER LE SEXE ET MOI
MON CAHIER 100% ANTI-ÂGE
MON CAHIER DÉTOX
MON CAHIER YOGA
MON CAHIER RUNNING
MON CAHIER ABDOS-FESSIERS
MON CAHIER VEGGIE
MON CAHIER MON DRESSING IDÉAL
MON CAHIER BRÛLE-GRAISSE
MON CAHIER PENSÉE POSITIVE
MON CAHIER ANTI-STRESS
MON CAHIER FORME ET MINCEUR APRÈS BÉBÉ
MON CAHIER RÉGIME PALÉO
MON CAHIER PILATES
MON CAHIER BEAUTÉ
MON CAHIER DIGITAL DÉTOX
MON CAHIER STOP AU SUCRE
MON CAHIER SANS GLUTEN
MON CAHIER FITNESS
MON CAHIER MINCIR AVEC LA MÉDECINE CHINOISE
MON CAHIER YOGA DÉTOX
MON CAHIER AQUAFITNESS
MON CAHIER BEACH BODY
MON CAHIER GREEN DÉTOX
MON CAHIER BODY TRAINING
MON CAHIER RÉGIME TOUT CRU
MON CAHIER MÉDITATION
MON CAHIER HUILES ESSENTIELLES
MON CAHIER BOXE TRAINING
MON CAHIER MON CHAT & MOI
MON CAHIER RANGEMENT FEEL GOOD
MON CAHIER TRAIL RUNNING
MON CAHIER YOGA MÉDITATION
MON CAHIER SOFT FITNESS
MON CAHIER BODY MINCEUR
MON CAHIER HAIR BEAUTY
MON CAHIER JOLIE PEAU
MON CAHIER FITNESS FOOD
MON CAHIER DANSE PILATES
MON CAHIER HYGGE HAPPY THÉRAPIE
MON CAHIER YOGA SCULPT
MON CAHIER TATOUAGE
MON CAHIER YOGA FLOW
MON CAHIER OBSTACLE TRAINING
MON CAHIER PERFECT TIMING
MON CAHIER SUPER ORGANISÉE
MON CAHIER MON BULLET AGENDA
MON CAHIER BULLET AGENDA
MON CAHIER MINCEUR HEALTHY
MON CAHIER MINCEUR ZÉRO SUCRE
MON CAHIER STOP SMOKING
MON CAHIER AYURVEDA
MON CAHIER VÉLO TRAINING
MON CAHIER DÉFI VOYAGE SOLO
MON CAHIER HIIT
MON CAHIER CRISTAL POWER

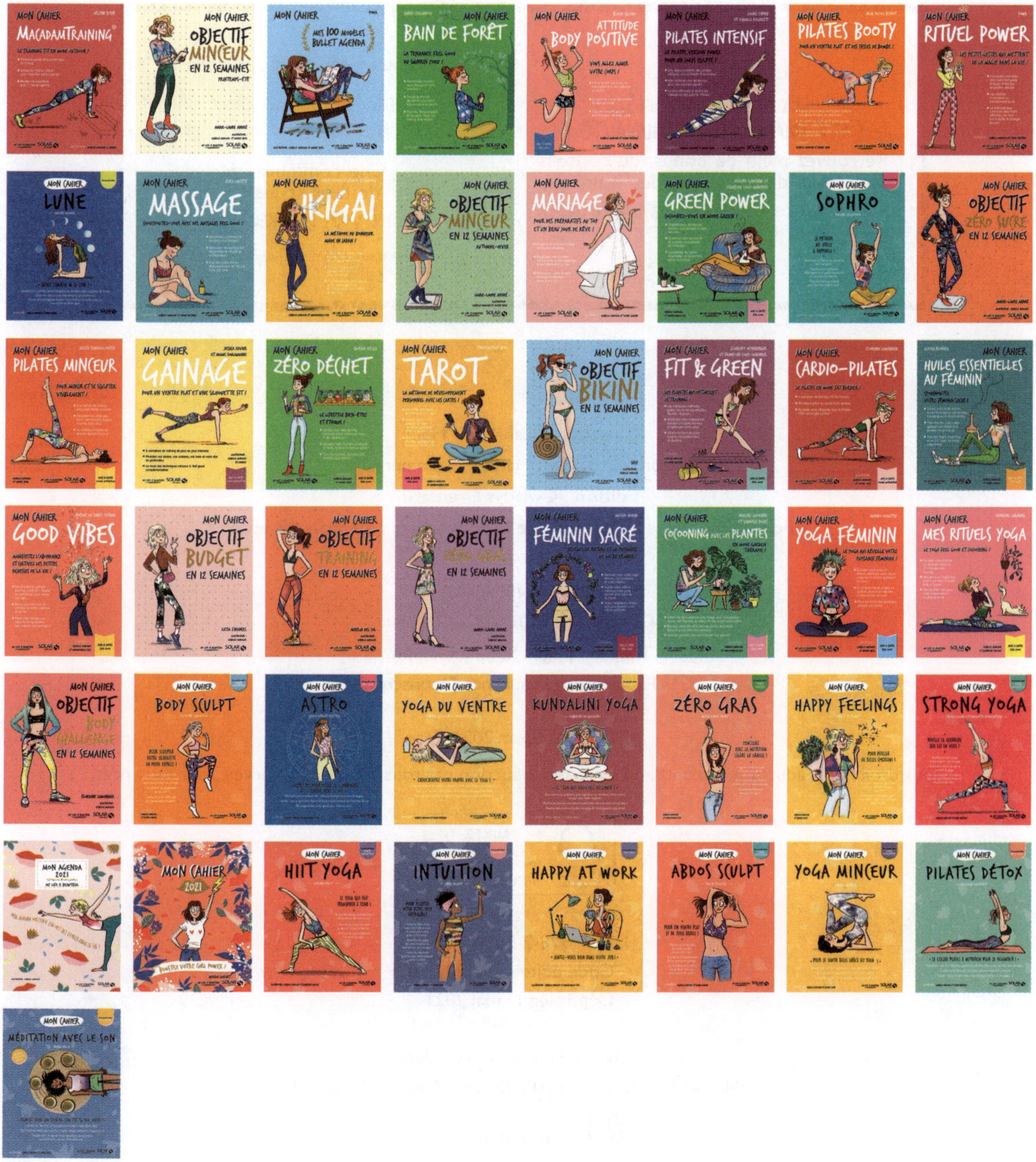
Mon cahier MacadamTraining
Mon cahier Objectif minceur en 12 semaines printemps-été
Mon cahier Mes 100 modèles bullet agenda
Mon cahier Bain de forêt
Mon cahier Attitude body positive
Mon cahier Pilates intensif
Mon cahier Pilates booty
Mon cahier Rituel power
Mon cahier Lune
Mon cahier Massage
Mon cahier Ikigai
Mon cahier Objectif minceur en 12 semaines automne-hiver
Mon cahier Mariage
Mon cahier Green power
Mon cahier Sophro
Mon cahier Objectif zéro sucre en 12 semaines
Mon cahier Pilates minceur
Mon cahier Gainage
Mon cahier Zéro déchet
Mon cahier Tarot
Mon cahier Objectif bikini en 12 semaines
Mon cahier Fit & green
Mon cahier Cardio-pilates
Mon cahier Huiles essentielles au féminin
Mon cahier Good vibes
Mon cahier Objectif budget en 12 semaines
Mon cahier Objectif training en 12 semaines
Mon cahier Objectif zéro gras en 12 semaines
Mon cahier Féminin sacré
Mon cahier Cocooning avec les plantes
Mon cahier Yoga féminin
Mon cahier Mes rituels yoga
Mon cahier Objectif body challenge en 12 semaines
Mon cahier Body sculpt
Mon cahier Astro
Mon cahier Yoga du ventre
Mon cahier Kundalini yoga
Mon cahier Zéro gras
Mon cahier Happy feelings
Mon cahier Strong yoga
Mon agenda 2021 My life is beautiful
Mon cahier 2021
Mon cahier HIIT yoga
Mon cahier Intuition
Mon cahier Happy at work
Mon cahier Abdos sculpt
Mon cahier Yoga minceur
Mon cahier Pilates détox
Mon cahier Méditation avec le son

LES BEAUTIFUL GIRLS,
C'EST TOUTE UNE COMMUNAUTÉ !
Retrouvez plein de bonus, de conseils feel good, des recettes, des trainings, et des actus tendance **MADE BY MON CAHIER !**

Un lieu rien que pour vous :
http://mylifeisbeautiful.fr/

Une communauté de filles stylées :
VOUS DÉCHIREZ
mylifeisbeautiful.fr mylifeisbeautiful.fr

Direction : Jean-Louis Hocq
Direction éditoriale : Marion Guillemet-Bigeard
Édition : Gwladys Greusard
Conception et mise en couleur de la couverture : Stéphanie Brepson
Rédaction : Alexia Maury
Rabats : Sophie Delannoy
Correction : Christine Cameau
Mise en pages : Nord Compo
Fabrication : Laurence Duboscq

MIXTE
Papier issu de sources responsables
FSC® C003309

ISBN : 978-2-263-17425-4
Code éditeur : L17425/02
Dépôt légal : mai 2021

Imprimé en France par Clerc
94, rue de la Brasserie, 18200 Saint-Amand-Montrond

SolarEditions
solar_editions

Solar, un département d'édi8
92, avenue de France
75013 Paris